SENSATIONS PHYSIQUES ET MORALES.

PASSIONS

LEUR INFLUENCE SUR LA SANTÉ DE L'HOMME ET DES PEUPLES

PAR

A. MAYDIEU

MÉDECIN A ARGENT (CHER)

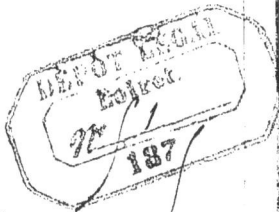

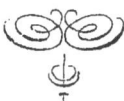

A ARGENT (CHER), CHEZ L'AUTEUR

—

1875

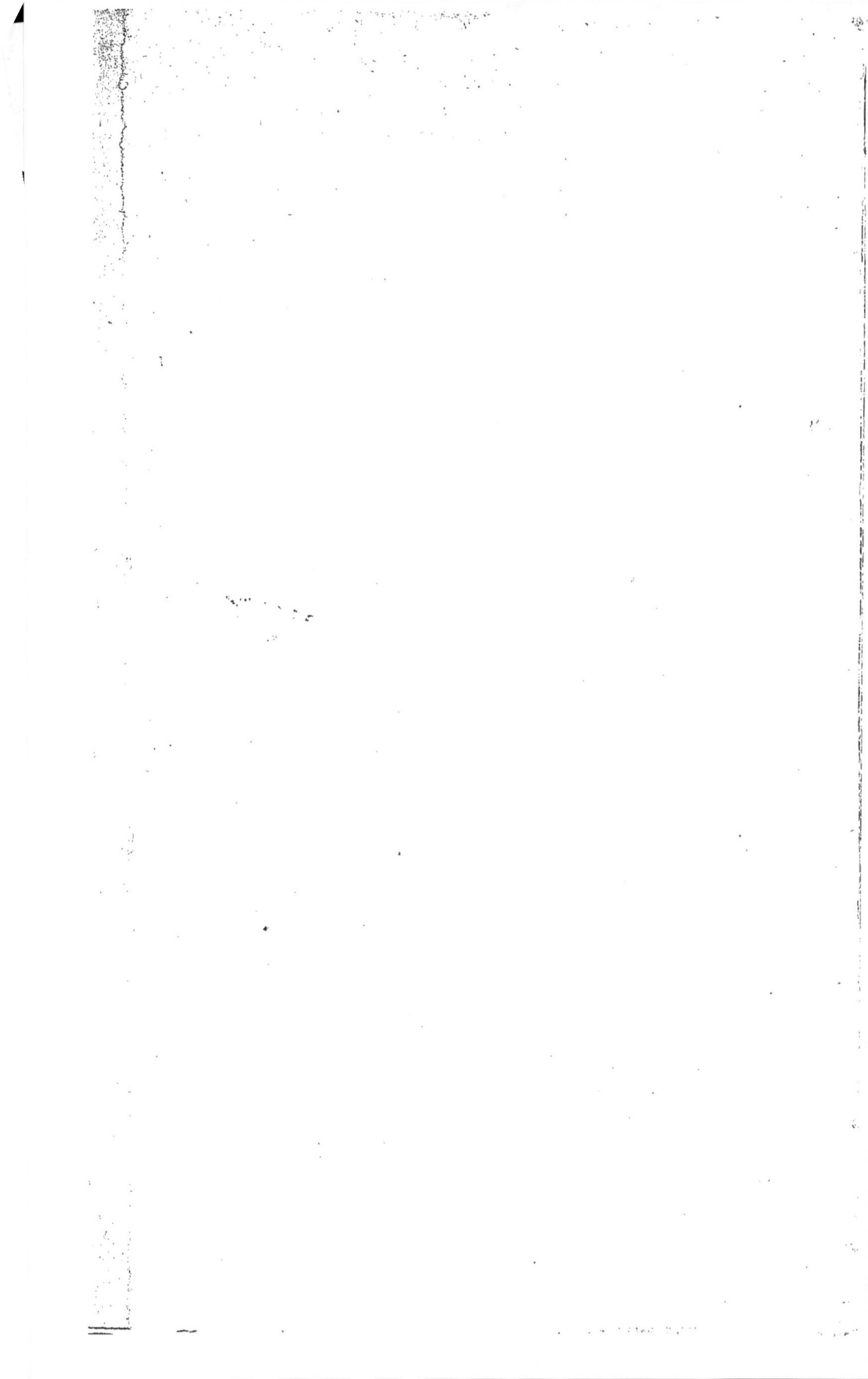

SENSATIONS PHYSIQUES ET MORALES.

PASSIONS

LEUR INFLUENCE SUR LA SANTÉ DE L'HOMME ET DES PEUPLES

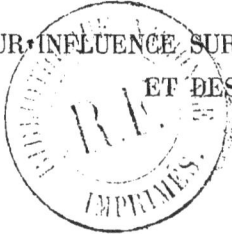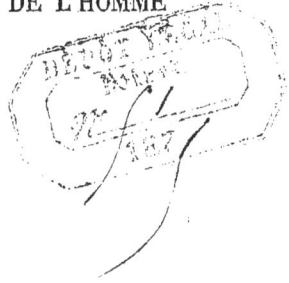

PAR

A. MAYDIEU

MÉDECIN A ARGENT (CHER)

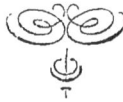

A ARGENT (CHER), CHEZ L'AUTEUR

1875

ganisation est heureux, d'abord parce qu'il conserve la santé qui est le bien le plus précieux, et ensuite parce qu'il se rend utile à la société, ce qui est une grande satisfaction morale; tandis que celui qui s'abandonne à l'exagération des sens ne traîne qu'une existence pénible, maladive, inutile à ses semblables, et qui s'éteint bien souvent avant l'heure marquée par la destinée.

Après avoir constaté les désordres physiques, moraux et sociaux engendrés par les sensations et les plaisirs déréglés, nous terminons ce travail par quelques considérations sur les moyens à opposer aux passions, qui deviennent nos tyrans quand nous ne savons pas les modérer et leur opposer un frein salutaire.

P. S. L'idée de cette brochure nous a été inspirée par les travaux des docteurs Devay, Simon et Debreyne, aussi bons physiologistes que penseurs distingués.

I

Sensations physiques et morales,

LEUR INFLUENCE SUR LA SANTÉ DE L'HOMME ET DES PEUPLES.

L'homme est une intelligence servie par des organes, a dit M. de Bonald. D'autres philosophes ont défini l'homme un animal moral et social ; d'autres encore une intelligence organisée et progressive. Les Sages de la Grèce l'appelaient ζωον πολιτιχον. Toutes ces manières de s'exprimer signifient simplement que l'homme est doué d'un corps et d'un esprit, et qu'il est appelé à d'autres destinées que les animaux innombrables qui peuplent la terre.

L'anatomie et la physiologie nous montrent la grandeur et la richesse du corps humain ; la philosophie nous conduit à la découverte d'une substance simple et immatérielle, espèce de fluide impondérable, qui réside dans les organes et leur communique le mouvement et la vie. Le corps et l'âme sont donc les deux principes constituants de l'humanité. L'homme a un corps pour agir, et une âme pour penser : il a donc deux natures, l'une agissante, l'autre pensante ; il est de deux espèces : physique, tel que l'a fait la nature ; moral et civilisé, tel que l'ont fait Dieu, la philosophie et la société.

La raison et la métaphysique, d'accord avec la physiologie, attestent la pensée, la moralité et la destinée de l'âme, et nous montrent les relations des organes sensitifs avec le principe intelligent.

L'homme est fait pour la vérité et la justice ; dès qu'il sera arrivé à elles, il aura rempli le but de son existence ; il aura vaincu les sens et fait triompher les besoins moraux dont la satisfaction est nécessaire pour justifier le chef-d'œuvre de la création.

En effet, la vie n'est qu'une longue suite de souffrances et de vices qui finiraient par triompher de notre constitution, s'il n'y avait pas une idée morale pour suspendre ou modérer le cours de ce torrent impétueux, car l'homme ne tient que de l'animalité par son corps, tandis que par son âme il s'élève dans les régions de l'infini. Le corps est soumis aux lois de la nature, et l'âme aux lois de l'intelligence.

Ces considérations nous amènent à notre but, qui est de jeter un coup d'œil sur les sensations physiques et morales.

« Dominateur du globe et des éléments, l'homme doit entretenir avec toute la nature les relations nécessaires à son existence et à son bien-être. Il est donc important qu'il apprécie ces rapports, afin qu'il recherche et attire les objets qu'il a intérêt de connaître, et qu'il fuie et repousse ceux qui lui nuisent.

» Les sens sont des sentinelles avancées placées aux limites de l'existence, lesquelles, à l'aide de la correspondance active et presque incessante des nerfs, transmettent à la souveraine, assise sur son trône, tout ce qui se passe à l'étranger, c'est-à-dire dans le monde extérieur. Or, cette souveraine, c'est l'âme ; son trône ou son palais, c'est le cerveau, qui est en même temps le centre de son gouvernement (1). »

Nous ne voulons pas expliquer le mécanisme des sensations, mais seulement l'importance de cette fonction de la vie ani-

---

(1) Debreyne (*Physiologie humaine*).

male ; nous voulons dire son utilité quand elle s'exécute régulièrement, et ses dangers quand elle est exagérée. La sensation est aussi nécessaire pour exister que l'air pour respi-
rer ; elle est la condition indispensable du plaisir et de la
douleur, ces deux pivots sur lesquels tourne sans cesse la vie
de l'homme. La nature, en nous donnant l'existence, nous a
aussi donné les moyens de la conserver ; voilà pourquoi elle
nous a placés entre le plaisir et la souffrance, afin que ces deux
conseillers nous avertissent, l'un de ce qui peut nous être pro-
pice, l'autre de ce qui doit nous être nuisible.

Depuis l'instant qui l'a vu naître, jusqu'à celui où il descend
dans la nuit du tombeau, l'homme ne fait que passer de la
peine à la joie, et réciproquement. La vie n'est qu'un conflit
perpétuel entre la haine et l'amour, l'espérance et la déception,
le désir et le regret, la jouissance et la peine, le bonheur et
le malheur. Tel est le sort de l'humanité ; et nous ne devons
pas nous plaindre, puisque c'est la condition de notre existence.
Et, en effet, que deviendrions-nous, si le plaisir était toujours
lié à nos actes? Nous nous précipiterions aveuglément dans les
tourbillons de la vie, et nous ne nous arrêterions que lorsque
nos pas iraient se heurter contre la mort, que le plaisir traîne
à sa suite. D'un autre côté, si la douleur était notre unique
partage, nous mépriserions tous les liens qui doivent nous attacher à l'existence, et, à peine sortis du néant, nous invoquerions
les mystères de la tombe.

La sensibilité, dit le docteur Devay, est une propriété vitale
que l'homme tient, en quelque sorte, sous l'empire de sa volonté, qu'il exalte et apaise à son gré ; il ne doit l'exercer
qu'avec mesure, pour demeurer dans un calme heureux. S'il
la monte sur un ton trop soutenu, il s'expose à des orages qui
bouleverseront ses deux vies, sa vie morale et sa vie physique.
Puis, après cette période d'exaltation plus ou moins longue,
arrivera celle d'épuisement, dans laquelle il n'éprouvera plus
cette jouissance particulière qui constitue le plaisir d'exister.
Triste et languissant, il tombera dans une inquiétude vague,
dont le sentiment pénible se confond avec l'ennui de l'existence, et arrivera sans espoir vers le tombeau ; heureux s'il n'a

prévenu par une mort volontaire cette douloureuse consomption.

Il y a deux sortes de sensations, l'une physique et l'autre psychologique. La première, qui impressionne nos sens, se lie à toutes les fonctions de la vie organique, comme l'accroissement, la nutrition et la reproduction. La seconde nous donne la conscience de nos impressions : cette dernière faculté est le plus noble apanage de l'homme ; c'est elle qui le distingue du reste de la création en ouvrant à son esprit et à son cœur le vaste champ de la pensée et du sentiment, qualités qui font le génie et l'héroïsme, qui donnent des gloires à la patrie et des frères au malheur.

L'animal, lui, n'a qu'un besoin, c'est celui de vivre ; aussi est-ce à ce besoin que se rattachent toutes ses sensations. Ce qu'il y a de remarquable, c'est que l'exubérance de la nutrition augmente son activité et rend plus prompte son obéissance au commandement. Voyez, en effet, ce jeune coursier aux formes gracieuses et arrondies, dont la vigueur trahit les attentions du maître : son œil est plein de flamme ; il s'impatiente, il piétine, le moindre coup de fouet le fait bondir, et au premier signal il s'élance dans l'espace avec la rapidité de l'éclair. Quel contraste avec cet autre pauvre animal efflanqué, rabougri, dont les os percent la peau et dénotent une bien maigre chère ! Il est nonchalant, endormi, la tête joujours penchée vers la terre ; le fouet et le bâton n'ont plus d'empire sur lui ; c'est en vain qu'on veut le forcer à accélérer sa marche, il est impassible, à moins qu'on ne le reconduise à son ratelier, aussi maigre lui.

Chez l'homme, c'est tout le contraire de la bête, et c'est encore une qualité de plus qui le distingue d'elle ; une nutrition trop forte et trop abondante plonge celui-ci dans l'insouciance, la paresse et l'inactivité. L'homme qui s'adonne continuellement à la bonne chère, perd peu à peu l'usage de ses facultés physiques et morales, la chair finit par dominer l'esprit, la force et le sentiment sont ensevelis dans le même gouffre, l'estomac, centre de toutes les opérations et sensations. Celui, au contraire, qui sait vaincre les appétits viscéraux et faire triompher l'esprit de la matière, en ne donnant au corps que la nourriture suffisante à son entretien, accroît tous les jours la force de ses facultés intellectuelles et morales, et se met à même de rendre de véritables services aux sciences, aux arts, à l'industrie, en un mot à tout ce qui fait la gloire et la grandeur d'une nation.

Interrogez l'histoire et la peinture, et voyez le portrait qu'elles vous font de ces grands hommes qui ont illustré tout une époque par le talent, le génie et la gloire. L'histoire vous dit qu'ils ont été sobres, tempérants, qu'ils ont soumis la chair à l'esprit par des privations nécessaires et constantes. Le peintre vous les représente avec des yeux concaves, avec des traits pâles et amaigris exprimant des luttes longues et pénibles, avec des fronts secs et couverts de rides, nobles empreintes des efforts du génie.

L'embonpoint n'a jamais été regardé comme avantageux pour l'esprit : il était même passé en proverbe, chez les Grecs, qu'un gros ventre ne pouvait pas procurer un esprit délié. Pline dit que ceux qui sont chargés de graisse ont peu de vivacité d'esprit.

Si l'embonpoint rend inhabile aux sciences, la maigreur favorise la prudence et l'adresse. César, ce capitaine aussi vaillant qu'éclairé, craignait Brutus et Cassius, qui était extrêmement maigres, et qui furent, en effet, ses assassins, tandis qu'il se défiait peu d'Antoine et de Dolabella, qui avaient beaucoup d'embonpoint.

Ce n'est pas seulement la force morale qui est augmentée par la tempérance; si nous voulions examiner, nous verrions aussi que les athlètes et les héros ont puisé leur force et leur courage dans la sobriété. Mais cette question se représentera bientôt sous notre plume.

L'homme est sous le double empire de la sensibilité physique et de la sensibilité morale, et ces deux ordres de sensibilités sont intimement liés par le système nerveux qui préside à tous les actes de la vie. Ainsi que nous l'avons dit, la première impressionne notre âme par les objets extérieurs qui frappent les sens, et la seconde nous donne la connaissance de ces impressions. Il y a donc une connexion étroite entre l'esprit et le corps, puisque l'un communique avec tant de rapidité ses sentiments à l'autre. Les nerfs sont les liens physiques de la vie sensitive et de la vie morale; c'est par eux que toutes les impressions sont reçues et perçues; c'est par eux que s'exécutent tous les mouvements volontaires et involontaires. Aucun être dans la nature n'a reçu une puissance de sensation comme l'homme; aussi se distingue-t-il par son excès dans le bien ou dans le mal, par des vertus sublimes ou par des vices hideux et dégradants. Le plus beau privilége de l'homme, c'est toujours la liberté; c'est elle qui le fait bon et vertueux; c'est elle qui le rend méchant et scélérat. Nous nous étendrons plus longuement sur ce sujet à l'occasion d'autres observations.

La sensibilité est de toutes nos facultés la plus sujette à de nombreuses vicissitudes, celle qui s'exalte et se déprime avec le plus de promptitude. Le plaisir et la douleur sont l'aliment des sensations, comme l'air est celui des poumons : mais aussi, comme ils ravagent promptement notre existence, quand ils sont portés à l'excès ! L'exagération est toujours funeste, quel que soit d'ailleurs le but de nos efforts. C'est surtout dans la sensibilité qu'elle produit le plus fâcheux effet, en pervertissant tous nos goûts, nos désirs, nos sentiments, et en portant le désordre au sein de la vie morale.

« Les plaisirs, dit Bossuet, ont amené dans le monde des maux inconnus au genre humain; et les médecins nous enseignent, d'un commun accord, que les funestes complications de symptômes et de maladies qui déconcertent leur art, confondent leur expérience, démentent si souvent leurs anciens aphorismes, ont leurs sources dans les plaisirs. »

Telles sont les mœurs sensuelles et dissolues, où la volupté étalait, avec ses charmes, ses tristes innervations, dans des cours impudiques où de grands personnages donnaient aux peuples écrasés d'impôts l'exemple de la plus honteuse dégradation. Aussi, qu'est-il arrivé après ce débordement de voluptés royales et impériales? C'est que les vices et les passions de toute sorte avaient endormi l'esprit et le cœur, l'honneur et la vertu; la gloire avait fait place au plaisir; l'amour et le sentiment au sensualisme le plus abject; la littérature au roman; mais, disons-le aussi, la santé avait fait place à la douleur, la joie à l'ennui, et la jouissance au dégoût. Et, en effet, qu'advient-il d'une société sur laquelle passe le souffle empesté de la corruption et dont elle affaiblit les germes de la vie morale? Voyez le rapide essor que prennent les maladies convulsives, épileptiques et hystériques qui portent au sein des familles le trouble et la désolation.

On dit que les catastrophes révolutionnaires irritent et bouleversent le système nerveux : sans nier l'influence de ces causes sur l'économie nerveuse, nous croyons que la volupté fait tomber, en convulsion à ses pieds, plus de femmes vaporeuses et d'hommes débauchés que tous les échafauds de 93 et les fusillades de la Commune. La raison en est simple : c'est que, dans ces circonstances, on n'a pas le temps de songer au plaisir et aux moyens de dissiper les longs et pénibles ennuis. Il en est de même à toutes les époques critiques et orageuses. C'est le temps le plus favorable pour la morale, et même pour la santé, puisqu'on n'a pas le loisir de se créer cs émotions qui portent toujours une atteinte funeste au principe vital. Tout le monde a pu faire ces observations dans l'affreux cataclysme que la France a traversé pendant les fatales années 1870-71.

Dieu nous garde d'insulter jamais le progrès et la civilisation moderne! Nous savons bien que les peuples ne doivent pas rester stationnaires, et qu'ils doivent au contraire avancer toujours dans les voies qui leur sont tracées. Mais nous savons également que si la civilisation répand sur la société des bienfaits abondants, elle produit aussi des fruits bien amers D'où viennent ces cohortes de maladies pour ainsi dire nouvelles qui se précipitent sur notre génération? Pourquoi ces constitutions faibles et chétives qui peuplent les grandes cités, et qui fournissent une si ample moisson à la mort, contre laquelle la vie s'est vainement efforcée de lutter? Pourquoi ces attaques de nerfs, ces aberrations morales et nutritives qui prennent possessions des jeunes tempéraments et semblent se jouer de toutes les sciences thérapeutiques? La cause de tous ces phénomènes, c'est le plaisir, c'est la volupté. Mais est-ce là tout? La sensualité n'enfante-t-elle pas des maux plus hideux encore et plus dangereux ? Parcourez ces salles d'asile où la charité publique recueille les victimes infortunées des passions, et voyez se dérouler les misères d'un jeune volupteux. Ce spectacle parle plus haut que le discours le plus éloquent.

Si on voulait mettre en rapport les mœurs de la campagne avec celles de la ville, on verrait que les champs, quoique moins civilisés que les rues de la cité, sont en grande partie les soutiens de la vertu et de la gloire. L'homme des champs, lui, ne brille point par son esprit dans les salons ; il ne va pas chercher dans un regard tendre, mélancolique et souvent adultère, la satisfaction d'un désir libidineux ; il veille tranquillement autour de son foyer domestique, environné de sa femme et de ses enfants, auxquels il parle avec simplicité de ses affaires et du produit de son travail, pour les encourager à imiter son exemple.

Le paysan ne brille pas dans l'éloquence et le génie ; mais, robuste et courageux, il est toujours prêt à voler au champ d'honneur et à verser son sang pour la défense et la gloire de la patrie, sans demander ni décorations, ni argent, laissant tous les profits de la victoire à ceux qui se tiennent bien loin en arrière pendant la bataille et qui se précipitent ensuite à la curée. Le paysan est tempérant par nature et souvent par nécessité ; mais il puise dans la frugalité bien plus de force et d'énergie que le riche dans ses repas somptueux, voilà pourquoi ses habitudes frugales et morales le rendent, en quelque sorte, l'espoir et le soutien des sociétés.

Malheur à la France, si jamais la campagne modelait ses mœurs sur celles de la ville ! A l'énergie et à la valeur succéderaient l'impuissance et la mollesse, et la liberté tomberait bientôt sans défense au pied du despotisme et de la barbarie.

Cependant, il faut bien l'avouer, la chaumière, elle aussi, est menacée par le vice qui s'approche avec son cortége de débordements. L'exemple d'en haut a porté ses fruits. Alors que des castes privilégiées régnaient seules au pouvoir et tenaient le peuple dans l'abrutissement et la servitude, les grands se croyaient tout permis, n'ayant pas la presse libre pour les surveiller ; ils foulaient aux pieds toute morale et toute pudeur, sans penser qu'un jour viendrait où leur dépravation trouverait des imitateurs dans toutes les classes de la société.

Jetons, en passant, un coup d'œil rapide sur les Romains, leur grandeur et leur décadence, et disons, en peu de mots, quelle cause les a fait tomber si bas, après être montés si haut. Qu'était-elle, à sa naissance, cette ville de Rome qui devait remplir la terre de son nom et peser dans sa balance la destinée de tous les autres peuples ? C'était, nous dit l'histoire, un tas de brigands féroces et indisciplinés qui ne vivaient que de leurs rapines. Des esclaves, des vagabonds, tels furent les ancêtres des conquérants de l'univers.

Bientôt, cependant, ils se donnèrent des lois sages et austères, et c'est à l'ombre de cette législation qu'ils grandirent peu à peu et montèrent au faîte de la gloire. Ils honorèrent d'abord la vertu et flétrirent le vice par les peines les plus infamantes. Guerriers de naissance, ils s'exerçaient non-seulement dans le maniement des armes et dans les manœuvres, mais aussi dans tout ce qui rend le corps souple et robuste. Ils s'accoutumaient à supporter tous les climats, la chaleur et le froid ; à traverser les rivières à la nage, à faire des courses forcées, à ne s'étonner d'aucun stratagème et à ne jamais se croire sans ressources. La pudeur et la sobriété, ces sauvegardes de l'honneur et de l'indépendance, étaient honorées et pratiquées par la jeunesse romaine. L'attentat de Sextus contre la chaste Lucrèce excita la fureur du peuple, et les mœurs furent vengées par l'exil de la royauté. Quant à la tempérance, on sait jusqu'à quel point Rome a honoré cette vertu. Les anciens Romains étaient des laboureurs-soldats ; pendant la paix ils luttaient contre la nature de leur sol avec la même ardeur qu'ils mettaient à combattre l'ennemi en temps de guerre. Les plus grands capitaines, les guerriers les plus intrépides, les meilleurs citoyens se formèrent au sein de la vie champêtre, et apprirent ainsi de bonne heure à mépriser le luxe et les richesses, les plus dangereux ennemis des peuples. Régulus, le premier qui fit trembler la fière Carthage, ne possédait qu'une petite ferme aux environs de Rome, où il cultivait de ses propres mains les fruits qui nourrissaient son

corps. Tous les plus grands Romains portaient dans leurs re-
traites champêtres l'esprit et les vertus qu'ils avaient montrés
à la tête des armées. On était obligé d'arracher Cincinnatus à
sa charrue pour le mettre à la tête des légions, et à peine avait-
il vaincu qu'il avait hâte de reprendre ses habitudes simples
et frugales.

Telles furent les causes de la grandeur rapide des Romains
Mais cette gloire devait avoir un terme ; elle devait se briser
contre un écueil bien plus redoutable que les remparts de
l'ennemi ; cet écueil c'était l'amour des plaisirs et des richesses qui envahissait l'empire de toutes parts. La corruption,
le défaut de bonne foi et de justice, l'indiscipline, anéantirent
bientôt le fruit de plusieurs siècles de prospérités ; et le monde
romain énervé, avili, vendu au plaisir et à l'argent, tomba au
pouvoir de nouveaux peuples barbares qui s'assirent sur les
débris de cette civilisation voluptueuse.

Si nous voulions suivre le fil de l'histoire, nous verrions ainsi
commencer et ainsi finir tous ces grands peuples dont l'antiquité nous a conservé les fastes.

Mais, sans remonter à l'antiquité, n'avons-nous pas dans
notre propre histoire des exemples de grandeur et de décadence ?
Examinons un peu. La Monarchie a constitué et grandi la
France, par la conquête et la fusion des races diverses qui ha-
bitaient anciennement toutes les parties de son territoire actuel,
et par l'établissement de l'unité nationale ; elle a fait les lois
qui ont présidé au développement de sa puissance et de son
influence, qui était si grande sur tous les autres peuples, que
les anciens chroniqueurs appelaient les faits de son histoire :
gesta Dei per Francos, les gestes de Dieu par le moyen des Francs.

Eh bien ! la monarchie, nécessaire, indispensable pour poser
les assises de la grande nation et diriger sa marche dans le chemin de la gloire et de la prospérité, à travers tous les obstacles
accumulés sur la route, a oublié, en dernier lieu, qu'elle était
instituée, non pas seulement pour le bonheur de quelques privilégiés, mais aussi un peu pour le bien-être des masses qui
avaient supporté, pendant de longs siècles, bien des actes ar-
bitraires et bien des injustices ; entourée de courtisans qui ne

songaient qu'à leurs plaisirs et à leurs jouissances, elle a versé dans l'ornière du vice et a été emportée par l'ouragan de quatre-vingt-treize.

Mais si la vieille monarchie a croulé, la nation n'a pas sombré avec elle, loin de là : pleine de foi dans sa destinée, cette dernière a repris sa marche vers l'avenir, le progrès et la civilisation, conviant tous ses enfants au bonheur et à la prospérité par le travail, et non plus par la faveur.

Peu de temps après, la gloire militaire, sous la conduite d'un soldat couronné par la victoire qui rappelait César et Charlemagne, a ouvert les portes du dix-neuvième siècle. C'était encore le temps des grands caractères et des mâles vertus, car la corruption des cours n'avait pas éteint tout sentiment de dignité et de grandeur.

Mais, à une époque rapprochée de nous, les générations contemporaines ont entendu proclamer, du haut de la tribune, cette nouvelle doctrine aussi énervante que corruptrice pour une nation : « Enrichissez-vous, amusez-vous ; » à partir de ce moment, on n'a plus songé qu'aux jouissances matérielles, au moyen de fortunes acquises *per fas et nefas*. Aussi, qu'est-il arrivé ? C'est qu'après s'être endormie pendant vingt ans dans les délices de Capoue, sous le règne d'un nouvel Augustule, la France s'est réveillée au fond du précipice creusé par le crime, le parjure, le vice et la corruption.

Nous les avons vus à l'œuvre ces généraux (1) de salons et de plaisirs qui, pour dissimuler leur mollesse efféminée, disaient qu'ils ne voulaient pas se battre pour la République, comme si c'était la République plutôt que le salut du pays qu'il était question de défendre avant tout. Nous les avons vus, ces *petits crevés*, cette jeunesse dorée et parfumée, qui n'avaient de courage que pour mettre une distance protectrice entre eux et l'ennemi qui ravageait leur pays.

Oui, il y a une Providence, ou une logique inflexible, si on aime mieux, qui veille sur le crime pour le châtier. L'homme

---

(1) En nous exprimant ainsi, nous voulons dire seulement quelques généraux, car beaucoup ont fait noblement leur devoir.

de décembre, qui avait ramassé une couronne dans le sang
français, par une nuit froide et ténébreuse, dont le souvenir
se perpétuera d'âge en âge, pour clouer au pilori de l'histoire les
auteurs de cet infâme guet-apens, avait compromis l'armée en
la faisant servir à l'accomplissement de son forfait, après l'a-
voir gorgée d'argent, de vin et d'eau-de-vie. Mais tout cela
était noté par une main inconnue. Un jour, ce héros de Stras-
bourg et de Boulogne sent le besoin de relever le prestige évanoui de sa triste couronne ; il coiffe sa tête du casque guerrier,
et il se met à brandir son sabre sur l'Allemagne : *Quos vult
perdere Jupiter dementat*, ce qui veut dire : Dieu aveugle ceux
qu'il veut perdre. On sait le reste.

Mais, si cette fatale guerre a mis au jour de tristes défail-
lances, elle a aussi produit de beaux actes de dévouement, ce
qui nous donne à espérer que l'heure de la régénération, par
le moyen des vertus civiques et patriotiques, sonnera de nouveau pour notre infortunée patrie. D'ailleurs, en fin de compte,
notre armée a fait honneur, comme toujours, aux armes fran-
çaises, bien qu'elle ait succombé sous la disproportion des
forces ; et si elle avait eu à sa tête des Hoche, des Masséna, des
Ney, des Napoléon (le grand et non pas le petit), elle eût forcé
quand même la victoire à se ranger sous ses drapeaux, malgré
l'infériorité du nombre.

Mais, continuons. Le 4 septembre 1870, la République succéda à l'Empire, tombé dans la boue et dans le sang, fin digne
du commencement. Ouvrons ici une parenthèse pour nous expliquer sur ce mot de République, si mal compris volontairement ou involontairement par beaucoup de gens.

Par République (*res publica*, chose publique) (1) nous entendons le gouvernement de tous les hommes sensés, intelligents
et honnêtes, par tous les hommes sensés, intelligents et honnêtes, n'importe dans quelle position ils se trouvent, qu'ils
soient blasonnés, riches ou roturiers ; car, à tous les degrés de

---

(1) Terrain neutre où tous les partis peuvent se donner la main pour
conjurer les périls sociaux ou relever un pays de ses chutes, ce que nous
voyons à toutes les époques critiques et orageuses. (*Note de l'auteur.*)

l'échelle sociale on trouve le talent, la vertu et l'honorabilité ; l'histoire nous le dit suffisamment, quand on la consulte.

Par République, nous n'entendons pas le règne du désordre, du vol et du brigandage ; le règne du coup de poing dans la rue, et de l'orgie sur la place publique ; non, mille fois non, mais l'union de tous les enfants de la même patrie pour le bien de tous et de chacun, afin que tous les hommes riches ou pauvres aient leur place au soleil ; que chacun, selon ses moyens, participe aux charges et aux bienfaits de la société ; que les droits de chacun, riche ou pauvre, soient respectés ; que la terre ne soit pas un paradis uniquement pour quelques privilégiés, et *un enfer pour les masses.*

Nous avons tous besoin les uns des autres, riches, savants, cultivateurs, ouvriers, paysans Le riche ne peut pas se passer de l'ouvrier, car il mourrait de faim sur sa caisse, si ce dernier ne lui procurait pas, par son travail, les objets nécessaires à son existence ; de même l'ouvrier, qui n'a que ses bras pour capital, a besoin du riche pour gagner sa vie et élever sa famille.

Voilà ce que c'est que la République, c'est-à-dire l'union, la solidarité, la fraternité, la tolérance. Jésus nous l'a dit : « Aimez-vous les uns les autres ; faites à autrui ce que vous voudriez qu'il vous fût fait à vous-même. » La Révolution de 1789 n'a fait que mettre en pratique ces sages principes, en répudiant l'orgueil, la haine vindicative, la cupidité et l'égoïsme des castes. Mais cette Révolution n'a porté aucune atteinte aux principes essentiels qui constituent une société, tels que famille, propriété, religion, morale, droits acquis, respect à l'intelligence, au savoir et à la vertu.

Le raisonnement, la réflexion et la logique indiquent clairement, à notre avis, que le gouvernement de tous par tous est le seul moyen d'éviter à notre chère France le sort de l'infortunée Pologne, ce qui ne tarderait pas, avec nos divisions qui nous affaiblissent tous les jours.

Soyons donc Français avant tout, faisons abnégation de nos préférences dans l'intérêt commun ; ayons pitié de notre malheureuse patrie ensanglantée et mutilée par le vautour alle-

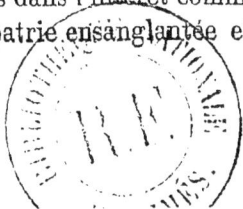

mand, qui guette encore sa proie pour lui arracher d'autres membres et le cœur même, s'il le pouvait ; ayons pitié de notre bien-aimée France trahie et livrée comme le Christ sur le Golgotha ; aimons-nous les uns les autres, soutenons-nous mutuellement, car l'union fait la force ; honorons l'intelligence, le savoir et la vertu ; respectons tous les droits, du haut en bas de l'échelle sociale ; faisons du bien à ceux qui souffrent physiquement et moralement ; soulageons les malheureux ; soyons tous unis pour le bien commun ; et alors, forts de notre union, nous imposerons le respect à nos ennemis quels qu'ils soient.

Ces réflexions faites, reprenons notre récit. Quand la République succéda à l'Empire, la flamme du patriotisme s'alluma dans les âmes, et l'on vit se lever, de tous côtés, de nombreux volontaires prêts à verser leur sang pour établir le règne de la justice, de l'honnêteté et de l'économie dans les finances, toutes choses qui avaient été foulées aux pieds par une bande de fourbes audacieux qui ne cherchaient, sous prétexte de bien public, que la satisfaction de leur orgueil et de leurs basses convoitises.

Au nombre de ces volontaires, nous avons été heureux de voir trois de nos compatriotes, les trois jeunes frères Glady (1), de Villeneuve-sur-Lot, qui avaient tout quitté, positions sociales, douceurs et jouissances de la famille, pour prêter le secours de leur bras à leurs convictions politiques. Ces valeureux jeunes gens ont préféré la vie dure des camps et toutes ses privations aux plaisirs de leur âge ; ils ont mieux estimé l'honneur que l'argent, cette plaie de notre époque. Nous pouvons en dire autant d'un brave et riche jeune homme de notre contrée du Berry, le fils du comte de M..., qui, à l'âge de 19 ans, a abandonné toutes les douceurs de la vie pour voler à la défense du sol sacré de la France, sans s'inquiéter, comme certains généraux, s'il combattait pour la Monarchie ou la République.

---

(1) Actuellement établis à Paris, où ils ont fondé la belle Librairie du XIXᵉ siècle.

Que ces beaux exemples stimulent cette jeunesse qui se laisse engourdir par les jouissances matérielles, et la France redeviendra grande et prospère, sous l'influence d'un gouvernement juste et honnête ; car ce qui tend le plus à disparaître, c'est la bonne foi, la probité, l'honnêteté, c'est-à-dire tout ce qui fait la force d'une nation.

Cette incursion sur l'histoire romaine et celle de notre France suffit pour nous montrer les hauteurs et les abîmes où montent et descendent alternativement les nations qui, après avoir basé leur grandeur sur les lois de la morale, s'abandonnent aux charmes voluptueux d'une sensualité toujours plus exigeante.

Cet exemple nous montre que la corruption atteint la santé des peuples comme celle des individus.

« Quant à ces derniers, dit le docteur Simon, le vulgaire lui-même, qui n'est pas accoutumé à observer la marche des symptômes dans les diverses maladies qui affligent le corps humain, porte un pronostic presque infaillible sur la terminaison des affections graves dont sont frappés les hommes chez lesquels les plaisirs de la table et la volupté des sens ont épuisé les forces radicales de la vie, en attaquant le fondement de toutes les fonctions. Ils ont abusé particulièrement des forces sensitives, lien des sympathies et des synergies nécessaires pour opérer la solution des maladies, pour déterminer les crises, et ils sont privés de ce bénéfice de la nature dans leurs maladies intercurrentes. L'affection prend le caractère terrible de *malignité* et d'*ataxie* ; et c'est vainement alors que la médecine veut lui opposer toutes les ressources de son art, le malheureux s'avance à grands pas vers le précipice que lui a creusé le plaisir. Les plus grands observateurs, depuis Hippocrate, ont été frappés de la consomption rapide des malades usés par les sensations, et ils n'ont pu expliquer ce mystère qu'en l'attribuant à une cause inconnue. Les anciens attribuaient cela à un *divinum quid* (το θειον). »

Nous-même nous avons vu des jeunes gens, atteints de fièvres graves, succomber en quelques heures, sans qu'il fût possible d'arrêter un seul instant la marche des symptômes. Leurs camarades prévoyaient eux-mêmes la crise funeste, car ils s'empressaient de dire au médecin, qui le devinait bien, que leurs amis s'étaient abîmés dans des excès L'organisme n'ayant plus de forces suffisantes pour réagir, le mal empirait à vue d'œil, et la mort recueillait en peu de temps ces victimes infortunées de la débauche.

Tous les jours se renouvellent ces terribles exemples : de jeunes convives, à peine assis au banquet de la vie, paient leur tribut à la tombe, alors qu'ils ne songeaient qu'à se couronner de fleurs; et la main glacée de la mort grave cette terrible épitaphe sur la pierre funéraire qui couvre ces jeunes existences : « On a invoqué la volupté, et la volupté est ma sœur. »

II

Mais examinons maintenant cette question sous un autre point de vue. Voyons quel effet les sensations physiques produisent sur le moral et réciproquement. Ce sujet pourrait être enrichi de nombreux faits historiques, si on voulait lui accorder toute l'attention qu'il mérite ; il faudrait pour cela des volumes entiers. Nous nous restreindrons dans quelques considérations générales et quelques faits particuliers.

D'abord, les effets des plaisirs sur le moral. L'homme, nous l'avons déjà dit, est fait pour la société, et il doit employer sa raison au bien-être social. C'est pour cela qu'il doit s'attacher à la vie et éviter toutes les causes qui peuvent en abréger la durée. Or, parmi ces causes, le plaisir occupe un des premiers rangs et tarit, comme nous l'avons vu, les sources de l'existence. Mais ce n'est pas tout ; en sacrifiant sur l'autel de la volupté, l'homme perd peu à peu ses qualités morales et se rapproche des instincts de la brute, qui est nécessairement sensuelle. Il ferme son cœur à la vertu, à la probité, à la douceur, à la commisération, à l'amour filial ou paternel, à l'honneur et à la gloire, toutes ces qualités qui font l'homme de bien, le bon citoyen, le bon magistrat, le héros et le protecteur des droits du peuple.

« La volupté, dit Bossuet, affaiblit le cœur de l'homme et énerve le principe de droiture. » Rien de plus vrai que ces paroles. Voyez ce fils insensible aux caresses et aux bienfaits de l'amour maternel, depuis qu'il a appris à marcher seul dans les sentiers de la vie. Non-seulement il n'aime plus celle qui l'a tant aimé, mais il l'abreuve d'amertume, il perce son cœur de ses traits aiguisés par l'indifférence et le mépris ; fort heureux si son ingratitude ne devient pas criminelle, et si son ressentiment impie n'arme pas son bras d'un fer parricide. Eh bien ! voulez-vous savoir d'où proviennent presque toujours ces habitudes féroces et contre nature ? Interrogez la conduite, les mœurs, les inclinations, les liaisons de ce fils dénaturé, et vous le verrez se traîner dans l'ornière des plaisirs les plus abrutissants. Voilà les secrets de son humeur emportée, de ses caprices, de son mépris pour les prévenances dont ne cessent de l'entourer les auteurs de ses jours.

L'histoire suivante, racontée dans l'*Univers illustré* par un des plus spirituels écrivains de nos jours, M. Albéric Second, nous montre clairement que la débauche engendre parfois le crime.

« Parmi les jeunes gens à la mode dont les chroniqueurs de 1839 enregistraient les extravagances, les dépenses folles, les bruyantes orgies, les duels, les maîtresses et les pertes au jeu, M. Ernest X... occupait le premier rang. Privé dès son plus jeune âge de la tendresse sévère, du contrôle éclairé d'un père, follement adoré par sa mère, il s'était accoutumé à satisfaire tous ses appétits, à réaliser ses plus détestables fantaisies.

Le jour où sa mère hasarda une timide observation, Ernest haussa les épaules et ne tint nul compte de ses conseils. Le jour où la pauvre femme risqua un reproche, il s'emporta durement contre elle, la menaçant de partir pour l'Amérique.

La mère se tut, et le fils se précipita avec un redoublement d'ardeur furieuse dans les mauvais chemins qui aboutissent fatalement à la ruine, à la honte, au déshonneur.

Une nuit, gorgé d'eau-de-vie, il ne craignit pas de franchir le seuil de la maison maternelle en compagnie d'une fille perdue. Mme X..., qui n'avait pas eu de nouvelles de son fils depuis une semaine, l'attendait, en proie aux plus vives angoisses.

A l'aspect de cette femme en cheveux blancs, dont le visage amaigri était mouillé de grosses larmes, la misérable compagne d'Ernest resta un instant comme clouée sur le parquet du salon, puis elle cacha sa figure dans ses mains et s'enfuit en courant.

— Alphonsine ! cria le jeune homme, que cette apparition sacrée n'avait point dégrisé ; Alphonsine ! reviens donc, que je te présente à ta belle-mère.

— Vous êtes un infâme ! dit Mme X... d'une voix tremblante ; vous n'êtes pas mon fils. Sortez d'ici : je vous chasse.

— En vérité ? répliqua le monstre. Ah ça ! vous oubliez que cette maison est à moi ; qu'elle me vient de mon père, ainsi que toute ma fortune ! Vous, ma mère, pour dot, vous n'avez eu que vos beaux yeux. Donc, si quelqu'un doit s'en aller d'ici, ce n'est ni Alphonsine, ni moi.

— Fils sans honneur et sans cœur, je te maudis ! entends-tu ? Je te maudis ! murmura Mme X... en marchant vers lui.

— La scène de la malédiction ! ricana le jeune homme ; en voilà une qui est usée ! Ça ne se fait plus, même dans les mélodrames du boulevard.

Et comme la mère s'avançait toujours vers lui, il la repoussa si violemment qu'elle roula en arrière. Dans sa chute, sa tête porta contre le marbre de la cheminée ; elle poussa un cri aigu et s'affaissa sur le plancher en répétant d'une voix brisée :

— Parricide ! parricide !

A la vue de ce sang vénéré, la lumière se fit enfin dans l'esprit du misérable. Il se jeta aux genoux de sa mère, implorant son pardon avec des sanglots déchirants.

— Parricide ! répéta-t-elle en détournant les yeux avec horreur.

Ce fut sa dernière parole. Deux jours après elle fut enterrée.

Le plaisir, dit le docteur Devay, engendre l'égoïsme et éteint la sensibilité dans les cœurs qui lui donnent accès. Ce n'est pas dans l'âme de l'homme débauché, des femmes mondaines et vaporeuses que l'on rencontre ces élans sympathiques à de nobles actions et de touchants malheurs. Le XVIIIe siècle a confirmé ce fait par de nombreux exemples ; aussi le poète Gilbert a-t-il puisé, dans ses inspirations, des vers d'une sublime ironie pour peindre les femmes sensuelles de cette époque.

Si quelque jeune fat, en passant, éventé,
Frappe, en courrant, son chien, qui jappe épouvanté,
La voilà qui se meurt de tendresse et d'alarmes :
Un papillon mourant lui fait verser des larmes,
Il est vrai : mais aussi qu'à la mort condamné,
Lalli soit en spectacle à l'échafaud traîné,
Elle ira la première à cette horrible fête
Marchander le plaisir de voir tomber sa tête !

Si l'infortuné Gilbert vivait de nos jours, il pourrait encore donner carrière à son imagination et enrichir son tableau de nouvelles couleurs. Ne voit-on pas tous les jours un certain monde élégant et voluptueux qui, blasé sur toutes les jouissances, cherche de nouveaux attraits dans le drame sanglant que la justice déroule aux yeux de la société ? Les feuilles publiques ne mentionnent-elles aucune grande catastrophe, aucun de ces forfaits qui souillent les pages de l'histoire et jettent la consternation dans les familles, elles n'offrent rien d'intéressant. Le meurtre, le suicide, les exécutions capitales, sont quelque chose de très-intéressant pour cette classe de la société. Fénélon disait, en parlant de la guerre : « Heureux le peuple dont l'histoire n'est pas intéressante ! » On peut bien aussi le dire de la société par rapport au crime.

Mais poursuivons notre sujet. Que la justice traduise à sa barre un criminel célèbre, comme celui de Pantin, par exemple, et délibère sur son sort ; il n'y a bientôt plus assez de billets et de places réservés. Que la sentence capitale soit prononcée ; on épie avec impatience le jour où la tête du coupable sera livrée au couteau vengeur du crime ; et ce jour venu, dont on a quelquefois surpris le secret, on voit de brillants équipages braver la rigueur des saisons, et aller demander au forum de la mort des émotions que refuse désormais la sensualité mondaine.

L'excès des plaisirs, dit le docteur Simon, n'éteint pas seulement les belles qualités dont la nature a doté le cœur humain ; il tue aussi les facultés de l'intelligence ; il arrête les sublimes élans du génie, qu'il fait ramper dans la fange. Combien d'hommes dont l'astre de la science a éclairé le berceau eussent agrandi le domaine de leurs conceptions, si la volupté n'avait pas énervé leur intelligence précoce! Les lettres, la philosophie, la poésie nous montrent de jeunes talents que la science avait adoptés, et dont la sensualité a produit l'avortement.

Un autre effet du plaisir exagéré des sens, c'est de rendre cruels et inhumains les hommes qui tiennent les rênes du pouvoir. Si on remonte le cours des âges jusqu'au temps où la société se donna des maîtres pour la gouverner, on verra que la volupté a toujours armé les tyrans du glaive de l'injustice et de la persécution. C'est elle qui a fait les Néron, les Caligula, les Héliogabale et tant d'autres monstres à face humaine qui n'étaient satisfaits que quand ils avaient fait couler à leurs pieds tout un fleuve de sang humain. Et, sans aller demander des exemples à l'antiquité, ne voyons-nous pas, dans le moyen-âge, des rois, des princes, des barons, des chevaliers dissolus qui se jouaient de la vie de leurs sujets et de leurs vassaux pour satisfaire les caprices de leurs passions orgueilleuses, ce qui n'a pas peu contribué à la révolution de 1789 dont nous avons déjà parlé ?

III

Nous avons parlé des effets que les sensations physiques produisent sur le moral; disons maintenant quels sont ceux que les sensations morales produisent sur le physique. Ici la marche des symptômes n'est pas moins rapide, et il faudrait bien des lignes pour retracer les faits qui se rapportent à cette affection. Nous en citerons un entre autres qui nous a singulièrement frappé par son originalité.

Il y a quelques années, nous nous promenions dans la belle Chartreuse de Bordeaux, dans cet Eden de la mort où le néant étale ses plus belles pompes et semble faire regretter ses charmes. Ceux qui ont vu ce magnifique cimetière, ses promenades vastes et ombragées, ses milliers de monuments enrichis d'or et des marbres les plus précieux, savent que la capitale n'offre rien de plus gracieux et de plus brillant.

En parcourant ce parc funéraire, nous nous arrêtâmes devant un monument dont l'élégante et riche architecture trahissait une haute fortune. Mais une chose frappa notre attention et nous rendit encore plus curieux de connaître le nom des personnages dont la cendre reposait en ces lieux. Le monument était récent, et malgré tous ses beaux décors, nous n'apercevions point incrustés dans le marbre ces blasons, ces armoiries de toute espèce qui indiquent, comme le dit Timon, qu'un ver de terre levait la tête un peu plus que son voisin.

Nous adressant alors à un des gardiens du cimetière, nous

nous mîmes à l'interroger sur l'origine du mausolée qui était l'objet de notre attention. Il nous répondit que ce monument datait à peine de cinq ans, et que c'était une marchande d'oignons qui l'avait fait élever pour y déposer les restes mortels de sa fille. Ceci piqua plus que jamais notre curiosité, et nos questions redoublèrent activement. Le gardien alors nous raconta l'histoire de la marchande d'oignons. C'était une pauvre femme, nous dit-il, qui vivait très-économiquement des faibles produits de son commerce, et qui était encore obligée d'entretenir une fille avec ses modiques épargnes. Le mari vivait du travail de ses mains, et un garçon de même. Ils étaient pauvres, mais heureux tout de même, parce que, étant accoutumés à un genre de vie uniforme, sans excès, ils savaient se contenter de leur sort.

Telle était, en peu de mots, la position de cette famille, lorsqu'un héritage de deux millions fondit sur elle à l'improviste, et sans qu'elle y comptât le moins du monde. Un parent très-éloigné était mort sans héritiers sur la terre étrangère, et sa fortune devait appartenir aux plus proches par le sang. C'était précisément les humbles marchands de Bordeaux, qui ne savaient pas même avoir des connaissances à l'étranger. L'héritage, qui n'était d'abord que de deux millions, fut augmenté de six cent mille francs à la suite d'un procès gagné par les marchands.

On comprend facilement l'agréable surprise que dut produire l'arrivée de cette fortune inespérée. Dès lors, toutes les habitudes furent changées. La mansarde fit place à un magnifique hôtel, la frugalité à une table somptueuse, le travail à l'oisiveté; il fallut des chevaux et des voitures pour étaler aux yeux du public le luxe d'une nouvelle position.

Mais, ô inconstance du bonheur! le plaisir et la joie ne tardèrent pas à se changer en deuil. Une révolution si prompte dans les habitudes, tant de satisfactions et de jouissances improvisées, tant d'orgueil si naturel en se voyant montés si haut après avoir été si bas, toutes ces choses ne tardèrent pas à produire de tristes résultats. Une année s'était à peine écoulée depuis ce changement subit, que la jeune fille, enivrée de gloire et de tant de prospérité, s'éteignait au sein de l'abondance. Elle avait pu supporter la pauvreté sans le moindre mal, elle ne put supporter de même le poids de la fortune : son cœur s'abîma sous ce nouveau fardeau.

Et voilà l'origine du monument que nous admirions. La mère éplorée voulut élever à sa fille un tombeau digne de la haute position que venait de lui créer le hasard, et digne aussi de son affection pour sa chère enfant. Elle y dépensa plus de soixante mille francs. Mais elle travaillait en même temps pour elle et pour les siens : car l'année suivante la même tombe s'ouvrait pour recevoir le mari, quelques mois plus tard le jeune garçon, et, enfin, la mère elle-même. Aucun d'eux n'avait pu résister aux émotions morales qui étaient venues assiéger leur cœur et leur âme.

Voilà, nous le répétons, un fait qui nous a beaucoup frappé, et qui est un terrible exemple de la puissance du moral sur le physique. Nous pourrions en citer une multitude qui plaideraient tous en faveur de cette doctrine. Elle est immense, l'influence morale sur le physique : elle tue subitement l'homme plein de santé, comme elle rend la vie à celui qui ne croyait déjà plus qu'à la mort. Combien de personnes n'a-t-on pas vues expirer dans un accès de joie, et d'autres qui, plongées dans une stupeur mortelle, par suite de mauvaises affaires, se relèvent et marchent en entendant une parole d'espérance ? Cette mère qui a vécu plusieurs années éloignée de son fils, quels ménagements ne faut-il pas pour lui annoncer qu'elle va presser bientôt dans ses bras l'objet de toute son affection ? Une lettre même qui annonce le retour désiré, produit souvent un terrible effet sur le cœur maternel, s'il n'est annoncé avec toutes les précautions nécessaires. Mais qu'il est affreux, cet effet, quand c'est une nouvelle de mort ! « Une feuille de papier pliée en quatre et apportée de l'Amérique ou des Indes, dit le docteur Debreyne, est présentée à une femme, et soudain, au bout d'une minute, voilà que cette femme pâlit, chancelle, s'affaisse et tombe privée de l'usage de tous ses sens, si ce n'est même de la vie, comme on en cite des exemples. Quel agent invisible, quelle puissance magique a donc ici subitement foudroyé et paralysé la force nerveuse de cette personne si forte et si bien portante d'ailleurs? Est-ce quelque émanation toxique, un poison subtil échappé du papier qui l'a frappée, comme le semblent croire les nègres et les sauvages? Non, certes, le papier n'est point ici la cause productrice du phénomène nerveux; c'est un produit immatériel et spirituel; c'est la pensée humaine qui, portée sur les ailes de la matière, a traversé les mers et a révélé à une mère la mort tragique de son fils unique. »

Aulugelle parle d'un certain Diagoras, de l'île de Rhode, lequel avait trois fils qui excellaient dans leur profession, l'un dans les armes, l'autre à la lutte, le troisième, enfin, à la course. Ces trois fils ayant été aux jeux olympiques, dit cet auteur, et ayant remporté les prix, causèrent tant de joie à leur père, que ce bon vieillard expira au milieu de la grande place de la ville, parmi les acclamations du peuple qui, en lui jetant des fleurs, le félicitait du mérite de ses enfants. La même chose est arrivée à Chilon le Lacédémonien. L'histoire romaine fait aussi mention d'une vieille femme qui mourut de joie en voyant revenir son fils qu'elle avait cru tué à la bataille de Cannes.

L'espérance relève les forces du système nerveux aussi subitement que le désespoir les affaiblit. L'homme atteint par la maladie a-t-il pleine et entière confiance dans les ressources de l'art, ne se laisse-t-il point effrayer par la souffrance, il a bien plus de chances d'arriver à la guérison que cet autre malade qui, quoique moins en danger, se laisse abattre par la douleur et par des pensées sinistres. Aussi l'état du moral est-il une des choses qui préoccupent le plus le médecin dans l'exercice de ses fonctions. Son pronostic se base souvent sur le degré de confiance et de défiance de la part des malades.

Bien des personnes connaissent l'expérience faite autrefois par le célèbre professeur Trousseau pour constater les effets du moral sur le physique. Cette expérience a été renouvelée il y a quelques années par un de nos amis, M. Félix L....., qui, sans être médecin, possède néanmoins quelques notions médicales. Cet ami fut accosté un jour par un ecclésiastique un peu hypocondriaque, qui se plaignit à lui que les médecins ne connaissaient rien à sa position de santé; que les moyens thérapeutiques qui lui étaient conseillés pour se purger étaient d'une désespérante nullité, ce qui le rendait un peu sceptique dans l'art des descendants d'Hippocrate.

— Eh bien! monsieur le curé, dit notre ami, je prends l'engagement de vous guérir; je vous prouverai que la matière médicale possède des substances assez énergiques pour triompher des résistances de votre constitution.

La proposition fut acceptée avec reconnaissance, et le lendemain l'ecclésiastique reçut une boîte renfermant quinze pilules, avec ordre de n'en prendre que cinq ou six, à intervalles fixes et *avec beaucoup de précautions,* et de ne pas dépasser, sans avis, la quantité prescrite.

L'ordonnance fut suivie de point en point pendant les premières heures; mais dans le courant de la journée, comme le résultat désiré ne se produisait pas, le malade avala le reste des pilules, dans l'espérance que leur action se ferait sentir plus vite. Mais, vain espoir! La bile refusa obstinément de répondre à l'appel des pilules.

Le soir venu, l'ecclésiastique rencontra de nouveau notre ami, qui rôdait exprès dans les environs de la demeure curiale, et ses premières paroles furent pour lui dire que sa science n'était pas plus infaillible que celle des médecins, que son reméde n'avait produit aucun effet.

— Combien de pilules avez-vous prises, monsieur le curé?

— Mais, toutes.

— Comment, monsieur, vous avez pris en entier un remède si énergique, si violent, si dangereux, sans m'en parler! imprudent que vous êtes!..... J'espère bien, cependant, que cela n'aura pas pour vous des suites graves; mais hâtez-vous de boire du thé et de l'eau sucrée en quantité suffisante pour empêcher l'effet toxique du remède que vous avez absorbé.

Ces dernières paroles étaient à peine prononcées, que l'ecclésiastique pâlit subitement; il se hâta de rentrer chez lui, et il était temps. La nature ouvrit avec fracas les portes de ses écluses, et jamais drastique n'eut l'honneur de faire couler pareil torrent de bile.

Le lendemain, notre ami fut chaleureusement complimenté par le curé, qui l'aborda en lui disant que ses pilules l'avaient parfaitement guéri ; mais que cependant, à l'avenir, il ne prendrait plus des remèdes si énergiques et qui pourraient nuire à sa santé.

Le lecteur a déjà deviné la composition de ces pilules C'était tout simplement des boulettes de mie de pain roulées dans de la farine de froment. Voilà l'effet du moral sur le physique.

On peut faire la même observation à l'approche d'une grande bataille, au moment où l'artillerie s'apprête à lancer son tonnerre à travers des forêts humaines. Le premier boulet qui siffle aux oreilles du jeune conscrit produit souvent chez lui le même effet que nous venons de relater.

IV

Passions

Créé intelligent, libre et sociable, l'homme ne devait pas, comme l'animal, traverser la vie appuyé uniquement sur des nécessités instinctives ; il devrait manifester librement ses besoins physiques et moraux, et les peser dans la balance de son jugement et de sa volonté ; voilà pourquoi Dieu lui a donné des passions qui ne sont, à proprement parler, que des désirs innés de conserver son être, et ces désirs sont excités par les sensations.

« On ne saurait, dit Locke, trouver de passion qui ne soit accompagnée de désirs. La haine, la crainte, la colère, l'envie, la honte, ont chacune leurs *inquiétudes,* et par là opèrent sur la volonté : or, partout où il y a de *l'inquiétude,* il y a du désir ; car nous désirons incessamment le bonheur ; et autant que nous sentons d'inquiétude, il est certain que c'est autant de bonheur qui nous manque, selon notre propre opinion, dans quelque état ou condition que nous soyons d'ailleurs. »

Ces désirs, fruits des sensations, n'ont pour but que la conservation de notre existence. Descartes a dit que la principale

3

cause des passions, est l'émotion produite par la présence d'un objet qui plaît ou qui déplaît. Cela vient de ce que nous considérons cet objet comme nuisible ou comme utile : et naturellement nous voulons ce qui est utile, de même que nous fuyons ce qui est nuisible. Sur ces différentes appréhensions de l'objet, l'agitation des esprits dispose les organes à l'exécution de ce que la volonté détermine. Nous voyons un objet inconnu, de là l'admiration. De cette vue nous concevons de l'estime ou du mépris pour cet objet, d'où l'amour et la haine. Nous soupirons après la possession de cet objet, voilà le désir : le possédons-nous, naît la joie si c'est un bien ; vient la tristesse si c'est un mal.

Les passions sont des mouvements qui règlent la conduite de l'homme, ses mœurs, sa fortune, ses penchants, et dont dépendent par conséquent son bonheur ou son malheur. Un philosophe définit l'homme : un animal raisonnable, mais qui vit au gré de ses affections.

Les passions que les Grecs appelaient *pathos*, souffrance, malaise, sont un état violent de l'âme et de l'organisme. La nature nous a mis sous la double garde du plaisir et de la douleur. D'après les lois qui régissent notre constitution, nous sommes sollicités à renouveler sans cesse nos jouissances et à éviter ce qui peut nous faire souffrir. Et c'est toujours par le moyen des sensations que nous allons au plaisir, et que nous fuyons la souffrance : c'est par elles que nous étanchons notre soif, apaisons notre faim, que nous évitons le froid et le chaud.

Mais tous ces besoins de l'organisme qui tendent à la conservation de l'individu, ne sont pas, à proprement parler, des passions ; ce sont plutôt les principes ou les éléments des passions ; de même que les impressions morales, la crainte, la tristesse, le chagrin, tant qu'elles ne sont que des affections purement passives et involontaires, sont également de simples éléments de passion. Pour qu'il y ait réellement passion, il faut le concours actif de l'intelligence et de la volonté. Voilà ce qui fait que l'animal n'a point de passions, mais seulement des instincts nécessaires.

Avant d'entrer dans des détails sur les passions, définissons leur caractère en général, et esquissons le tableau qu'elles offrent à l'œil de l'observateur. Les passions prennent leur source, ainsi que nous l'avons dit, dans le plaisir et la douleur. Les auteurs les considèrent sous divers points de vue. L'un les divise en passions primitives, celles qui sont liées aux premiers besoins de l'animalité ; et en passions secondaires ou factices, celles qui sont le fruit de notre intelligence développée, et surtout de notre état social. Un autre admet des passions excitantes et des passions tristes et dépressives.

Le cerveau, centre de la vie morale, est constamment affecté dans toute passion, et ce n'est que par le trouble transmis à l'influence nerveuse par sa propre perturbation, que les fonctions organiques sont altérées.

Voici comment s'exprime le docteur Devay sur leur génération : Les passions primitives, dit cet auteur, tiennent de l'animalité en ce sens qu'elles roulent sur l'accomplissement des fonctions organiques. Elles tiennent de la vie morale en ce sens que l'impétuosité de l'instinct provoque une réaction cérébrale, qui est le désir. Cet élément psychique, il ne faut point l'oublier, est le fondement de toute passion ; s'il vient à manquer, elle ne se développe point ; on voit apparaître seulement une nécessité instinctive comme chez la brute. Dans sa marche, la passion tend de plus en plus à transporter sa sphère d'activité dans l'intelligence. En effet, du simple désir, elle passe à la volonté qu'elle asservit et qu'elle détourne de son but légitime. La volonté, à son tour, réagit vicieusement sur la raison qui se fausse.

La passion obscurcit la raison et jette le désordre dans le système moral. Saint Augustin dit, dans ses *Confessions :* « La volonté, en se déréglant, devient passion ; cette passion continuée se change en habitude, elle devient besoin. » En effet, quand l'âme est ébranlée continuellement par les sens, la passion finit par engendrer le désordre et tuer la liberté. Voilà pourquoi on n'aime point à s'appuyer sur le jugement d'un homme passionné, parce que chez lui la vérité fait souvent place à l'erreur.

Les passions se peignent dans les yeux, dans les gestes et

dans la contenance. Elles assiégent l'homme en si grand nombre qu'on peut les considérer comme une chaîne dont chaque nœud est un désir. Celui qui devient leur esclave cesse d'être éclairé par le flambeau de la raison.

Les passions bouleversent le moral et portent une atteinte funeste à l'organisme; ce qui est facile à comprendre, quand on pense que la condition matérielle de transmission de la passion est le système nerveux, qui est, selon l'expression du médecin Bordeu, un polype aux mille pattes, qui plonge ses racines dans tout l'organisme. Aussi, quel retentissement des mouvements passionnels sur l'économie animale !

Tels sont les caractères et les effets généraux des passions. Quand elles sont portées à l'excès, elles nuisent à la constitution morale comme à la constitution physique; elles ressemblent à ces violentes tempêtes qui agitent la terre dans ses fondements et renversent des édifices élevés par la main des siècles.

Cependant nous devons dire que les passions sont loin d'être toujours un instrument de ruines. Qui ne sait que sans passions, il n'y a point de vertu, point d'honneur, de gloire et de mérite? Ou, pour mieux dire, qui ne sait que ces qualités ne sont que de nobles passions?

Les passions perfectionnent l'esprit, l'élèvent au grand, au sublime, au pathétique; elles plaisent et persuadent par la grâce, la variété et l'élévation qu'elles donnent au discours. Entendez un orateur qui vous dira, d'un ton froid et monotone, les meilleures choses du monde, votre attention se fatigue et, malgré vous, le sommeil appesantit vos paupières. Mais que cet orateur s'enflamme, qu'il mette de la passion dans son discours, aussitôt vous prêtez une oreille attentive, et souvent vous êtes subjugué par un beau mouvement oratoire qui vous communique l'enthousiasme et le feu sacré du tribun.

Parlant des orateurs, Horace dit : Si vous voulez que je pleure, commencez vous-même par pleurer. Quintilien répète ce précepte en d'autres termes : « Soyons touchés nous-mêmes, dit-il, avant de chercher à toucher les autres. » C'est parce qu'il n'y a point d'éloquence sans passions que Rome et Athènes ont été si passionnées et si éloquentes, et que le génie de toutes les époques va demander ses inspirations à ces deux rivales de la science.

Il en est de même du cœur. On voit des âmes portées à la vertu par une espèce d'élan passionné, et qui ne s'arrêtent que quand elles ont satisfait le noble désir qui les enflamme. Ces âmes ne connaissent pas de milieu entre le vice et la vertu ; il leur faut tout l'un ou tout l'autre.

Mais ces réflexions nous suffisent : examinons maintenant le caractère de chacune des passions de l'homme, et voyons quels sont leurs rapports avec la physiologie et la morale.

Avide de tous les phénomènes qui se passent en dehors de son esprit, l'homme est à la poursuite de toutes les impressions ; il ne peut pas tenir cachées toutes les pensées qui l'assiègent ; il faut qu'il les exprime : il s'efforce à chaque instant d'agrandir l'horizon de cette vie extérieure qui fait ses délices ; il y cherche continuellement la fortune, la gloire, le bonheur ; il a d'ailleurs le besoin d'être affecté sans cesse par les couleurs, par les sons, par les odeurs, par les saveurs, quand ses organes se trouvent dans les conditions requises pour ces divers genres de perceptions.

Dans les premiers jours de son existence, l'homme n'est mû que par les appétits corporels, que par les besoins toujours renaissants d'une organisation qui se développe ; il fait l'apprentissage de la vie. Il est tout concentré dans les voies digestives. Mais à mesure que son accroissement s'accomplit, ses facultés affectives se développent dans l'organe qui, plus tard, doit être le trône de l'intelligence et de la raison. L'enfant tourne ses bras caressants vers les auteurs de sa vie : le sourire de ses lèvres annonce l'éveil de sa reconnaissance ; son cœur palpite de tendresse et d'amour. Bientôt le cours de son sang s'accélère ; des feux inconnus parcourent tous ses organes ; sa physionomie rayonne de toutes les flammes de l'espérance ; son âme s'exhale sur tous les objets qui sont hors de lui. La bienveillance, l'amitié, la piété filiale lui font sentir les charmes attachés à son existence. Que de motifs d'aimer la vie, quand le bonheur nous fixe à la terre par des liens si doux et si nombreux !

Nous allons parcourir les divers degrés de la vie, et examiner quelles sont les passions qui affectent l'homme dans toutes les périodes de son existence.

L'époque du jeune âge, dit un auteur, est celle où se développe la passion orageuse de l'amour. C'est cette passion qui consume le jeune homme comme une fièvre dévorante et lui fait affronter tous les périls et la mort même en faveur de l'objet aimé. Néanmoins, quand elle se renferme dans de justes bornes, elle est le plus magnifique don que Dieu ait fait à la terre.

L'amour est un rayon divin qui réchauffe le cœur de l'homme, comme le soleil réchauffe la plante. De même que la nature doit sa fécondité et sa richesse aux feux du soleil, de même l'homme est redevable de ses hautes qualités à cette flamme sacrée qui circule dans ses veines, et semble emprunter à ses sens un aliment toujours nouveau. Elle donne à nos sentiments cette délicatesse exquise qui nous distingue du reste des animaux : elle fait naître en nous la pitié, cette magnifique vertu, sœur de l'amitié, qui nous arrache des larmes, non-seulement à la vue de l'humanité souffrante, mais au récit d'histoires qui nous sont étrangères, aux représentations du théâtre, à la lecture des fables du roman. C'est elle qui nous met à la place de l'être que nous voyons souffrir, ou dont nous entendons le récit des infortunes. Serait-ce uniquement à la volupté des sens que nous devons ce noble instinct qui nous porte à verser nos affections, nos haines, nos désirs, nos craintes, notre joie, nos chagrins dans le cœur d'un ami, afin que celui-ci ranime nos espérances, relève notre courage, arrête l'impétuosité de nos passions et nous identifie avec l'objet de notre affection ? L'amitié qui nous fait dépouiller nos sentiments pour revêtir ceux de notre ami, est-elle sous la dépendance de la volupté ? Qu'est-ce aimer, dit Cicéron, si ce n'est vouloir le plus grand bien à son ami, quoiqu'il ne nous en revienne aucune utilité ?

Encore quelques mots sur cette question si mal comprise de nos jours, où l'amour du lucre et des jouissances matérielles étouffe tous les nobles sentiments. L'amitié, cette vierge adorable, plus belle que l'aurore quand elle vient sur son char

radieux annoncer aux mortels le retour de la lumière, est
l'ange-gardien du jeune âge. Elle allume dans les cœurs un feu
sacré dont la flamme, entretenue par les sentiments les plus
purs, ne s'éteint souvent qu'avec les dernières lueurs de la vie.
Est-il possible de vivre sans aimer ? L'homme ne peut pas exister sans un ami qui partage ses sentiments, ses intérêts, sa
tristesse et sa joie ; qui l'aide à monter les degrés de l'échelle
sociale, en publiant la réputation de ses talents et de ses vertus.
L'amitié est d'une nécessité indispensable au bonheur de la vie.
Que de circonstances embarrassantes sans le secours des conseils
d'un ami ! L'on ne s'appartient pas toujours, et l'homme le plus
modéré est souvent susceptible du trouble et de l'impétuosité
des passions. Alors la raison n'est plus pour lui une compagne fidèle qui suspende ses mouvements, qui lui permette
d'examiner les moyens et la fin de ses entreprises Dans cet état,
privé de la consolation d'ouvrir son âme, l'homme se voit seul
et isolé. Les circonstances le pressent, il gémit, il s'abandonne
au désespoir plutôt que de se soumettre au malheur qui
l'accable.

Un ami est donc nécessaire ; il est la conscience de son ami,
le guide et le témoin de sa vie, le dépositaire de ses faiblesses,
de ses vices et de ses vertus, le juge le plus respectable et le
plus sévère de ses actions. « Sauvez-moi de mes amis, disait un
ancien, je ne crains qu'eux ! » Cette crainte fait qu'on respecte
son ami dans ses propres actions. Elle soutient l'honneur, fait
naître l'estime, dispense dans l'amitié la douceur des conseils,
la confiance, les charmes de l'intimité. Que les moments sont
courts et délicieux quand ils coulent auprès d'un tendre ami !
Le cœur est content, les soucis s'écartent ; l'ennui d'une vie
malheureuse et pénible semble fuir comme un nuage orageux
dissipé par le souffle favorable des vents.

Tels sont les effets de l'amitié, dont le courant sacré puri-
fie et ennoblit les mœurs des sociétés. Heureux les cœurs qui
savent se comprendre et s'aimer ! La sympathie des âmes, c'est
le paradis de la terre.

Mais revenons à l'amour, dont nous nous sommes un peu
éloigné. L'amour, dit M. Guillon, est une passion violente qui

jette bientôt un voile obscur sur le sentiment et la raison, si on ne s'empresse de comprimer l'ardeur trop vive de ses feux naissants. Elle se développe rapidement dans les jeunes cœurs, qui ne tardent pas à devenir sa possession et ses esclaves, quand ceux-ci la laissent librement transporter sa sphère d'activité dans les sens et dans l'imagination. Alors ce désir d'aimer que Dieu a donné à l'homme pour son propre bonheur et pour entretenir l'équilibre des lois de la création, se change en un instrument d'affreuse tyrannie, et cette tyrannie semble croître à mesure que la civilisation fait des progrès.

Cependant nous n'entendons pas ici par amour cette fièvre des sens qui étouffe la raison et ne distingue plus l'homme de la brute, ni ce désir de la nature avilie qui s'épuise au sein de la jouissance, mais bien une flamme pure qui semble allumée au feu du ciel, et dont l'âme reçoit son existence morale. C'est cet amour qui demande à être associé à la vertu pour ne pas perdre son être ; c'est lui qui, emplissant le cœur de sensibilité et de pitié, l'attendrit sur l'histoire des amants qui, contrariés dans leurs attractions mutuelles, se donnent la mort dans les étreintes d'un dernier et suprême baiser.

Mme de Staël définit l'amour : «une grande route de bonheur qu'il serait dangereux d'entreprendre, sans avoir la résolution de se tuer. » (*De l'influence des passions.*)

Voici le tableau que fait le docteur Descuret, dans sa *Médecine des passions*, des symptômes de cette fièvre ardente. La maigreur, la pâleur, des yeux très-enfoncés sous les sourcils, et habituellement fixes ou hagards ; un pouls qui, pendant l'absence de l'objet aimé, est inégal, petit, faible, mais qui devient fort et tumulteux à la vue, à la voix, au souvenir même de cet objet ; un mouvement désordonné du cœur, avec tendances aux diverses hémorrhagies, ou bien une angoisse permanente à la région épigastrique, une vapeur brûlante qui part souvent de ce point pour se répandre dans tous les membres; enfin une petite fièvre connue sous le nom de fièvre érotique. Au moral, on observe une grande mobilité dans le caractère, un goût prononcé pour la solitude et la rêverie ; une insouciance profonde pour tout ce qui tient à la conservation du corps, la négligence des affaires les plus importantes, le mépris des richesses, des honneurs, de l'opinion publique, l'extinction du respect envers les parents, ou des devoirs envers les enfants; enfin une perversion évidente du jugement qui, sourd aux conseils et aux consolations de l'amitié, laisse ces infortunés obéir en esclaves à l'objet de leur passion et s'exposer, pour lui plaire, à tous les périls, soit qu'il exige d'eux un crime, une action héroïque ou une bagatelle.

On comprend que l'amour dont il s'agit, c'est le héros du roman, celui qui est le plus fertile en désordres et en suicides. La plupart de ces derniers, on peut le dire, ne sont dûs qu'à cette passion dévorante qui s'accroît par les obstacles mêmes, et se complaît dans les tourments qu'elle endure.

Quel est celui qui n'a pas senti naître dans son cœur de jeune homme ces ardeurs brûlantes qui ravissent ses pensées à la terre, pour les transporter dans ces régions sereines où règnent le sentiment et le désir de ce qui est beau, aimable, bon et généreux? Certes, ce n'est pas un crime d'avoir une âme sensible et aimante, mais au contraire une noble qualité, une haute vertu. Dieu lui-même n'est-il pas un immense foyer d'amour, auquel le cœur de l'homme va dérober l'étincelle sacrée qui doit l'embraser et lui faire étendre ses affections à tout ce qui l'entoure? Loin de nous de maudire le plus grand bienfait de la nature, ce désir d'aimer qui tend à réunir les cœurs comme l'aimant rapproche les métaux. Mais, ce qui est mauvais, c'est que des écrivains ne craignent pas de souiller ces flammes du jeune âge, en les surexcitant par l'exagération, par des émotions plus voluptueuses que pures, par des tableaux où l'honneur et le devoir consistent dans le courage d'avaler le poison, ou d'enfoncer le poignard dans son cœur, quand l'amour cesse d'être heureux. C'est ce qu'on voit souvent dans les grands centres, où l'amour contrarié et pimenté par des lectures malsaines, fait de si nombreuses victimes.

Le mal de l'amour exerce ses ravages dans toutes les régions sociales. Ce n'est pas seulement le lecteur de romans instruit et désœuvré qui est atteint de cette terrible maladie qu'on appelle suicide par amour, mais aussi l'enfant de la chaumière, d'où sont bannies l'instruction et la fortune. Bien souvent on voit des jeunes gens de la campagne qui, contrariés dans leur amour par les parents, confondent dans la mort leurs âmes qu'ils n'ont pu confondre dans la vie.

Cependant, si on laisse l'amour dégénérer en un sensualisme voluptueux, alors ce n'est plus une passion qui adoucit les mœurs et rafraichit le cœur de l'homme, toujours avide de jouissance et de bonheur, mais un vice qui engendre des désordres physiques et moraux incalculables. Il atrophie le génie, il éteint la sensibilité et l'imagination ; il fait avorter de hautes conceptions qui semblaient faites pour les regards de la postérité.

Qui n'a contemplé parfois les terribles effets des passions du jeune âge ? Quelles scènes ce spectacle déroule à l'œil de l'observateur ! Voyez ce jeune homme que le soin de son avenir a arraché des bras affectueux de sa mère et transporté sur le théâtre des grandes villes, pour y étudier les sciences qui doivent illustrer sa carrière. A peine a-t-il franchi le seuil du foyer domestique, que déjà il respire l'air de la liberté, et que son cœur puise dans ce nouvel élément des jouissances pleines d'émotions. Il n'y a que quelques jours encore, il n'avait qu'une pensée, qu'un désir, qu'une affection ; et cette pensée, ce désir, cette affection étaient uniquement pour sa mère ; aujourd'hui il pense encore à elle, mais son souvenir ne porte plus ce cachet de tendresse qui le marquait auparavant. D'autres affections moins pures ont envahi son cœur : le monde des plaisirs lui a souri, et déjà il a trempé ses lèvres virginales dans la coupe empoisonnée de la volupté. Dès lors tout change dans ses habitudes : esclave de ses désirs licencieux, il n'entend plus qu'une voix, celle de sa passion insatiable, qui demande sans cesse un nouvel aliment. Il s'abandonne à elle corps et âme, dans l'espoir de lui imposer silence en saturant ses appétits. Mais c'est en vain qu'il veut étouffer les cris de ce monstre : plus on lui donne et plus il demande. Il revient à la charge et a toujours de nouveaux besoins, jusqu'à ce qu'enfin, la nature épuisée, sollicite un instant de trêve du tyran sans pitié. Cette paix n'est pas de longue durée : à peine cessé, le combat recommence avec plus d'acharnement que jamais et il faut cette fois qu'un des deux adversaires tombe sur le champ de bataille. Quelle guerre ! quels ennemis ! un jeune homme et une passion, voilà les combattants, et un des deux doit nécessairement être vaincu.

Mais contemplez avec nous le dénouement de ce duel, dont les coups retentissent déjà dans la nuit du tombeau. Voyez-le, ce jeune homme, qui était plein de courage et de vigueur quand il est descendu dans la lice pour se mesurer avec son ennemi : comme il a changé d'aspect et d'habitudes ! Qu'ils sont ternes et languissants, ces yeux qui reflétaient naguère la flamme de l'intelligence ! ce jeune front est couvert des rides d'un autre âge, et dépouillé de ces beaux cheveux qui font tout l'ornement d'une tête au printemps de la vie ; le vice a creusé et décoloré ces joues où brillait la fraîcheur des roses, et où une tendre mère déposait avec charme le baiser du soir et du matin. La gaité a disparu pour faire place à des habitudes mornes et taciturnes : plus de sensations physiques et morales, tout s'est évanoui ; rien ne peut plus émouvoir ce cœur, qui était auparavant si avide de plaisir et de volupté. Une fièvre de consomption s'empare des organes de cet infortuné jeune homme, et déjà la vie s'enfuit avec une rapidité extrême. C'est en vain qu'il s'efforce de se cramponner à l'existence ; la pente est glissante et irrésistible. Tandis que ses amis, plus sages, prennent place au banquet du bonheur, il tombe, lui, à vingt ans, dans le gouffre creusé par ses passions.

Que la passion est aveugle et tyrannique ! Que le plaisir qu'elle procure est passager et qu'il coûte cher ! Lysimaque étant dans le pays des Gètes, se trouva pressé d'une soif si violente, qu'il se rendit à discrétion, lui et toute son armée. Après avoir bu un peu d'eau fraîche : « Grands dieux ! s'écria-t-il, quelle fortune j'ai sacrifiée pour un plaisir si court ! » Hélas ! pouvons-nous dire, nous aussi, dans nos maladies : pour un excès de table, pour une débauche, combien de plaisirs n'avons nous pas sacrifiés ! de combien d'actions utiles ou d'amusements honnêtes ne nous sommes-nous pas privés !

Après avoir examiné les premières passions de la vie, voyons celles de l'âge mûr, alors que l'homme cueille les fruits de l'expérience et de la sagesse. Ici c'est l'ambition de la gloire, de la fortune et des honneurs qui joue le plus grand rôle.

Et d'abord, l'amour de la gloire. C'est un feu sacré qui nous enflamme du noble désir d'arriver à la perfection, de mériter une place dans l'estime de nos concitoyens, de nous rendre utiles à la patrie par la culture de nos talents, et même par le sacrifice de notre vie sur les champs de bataille. Que de héros, en effet, l'amour de la gloire porte chaque jour à affronter la mort pour le bien public ! Il ne nous faudrait pas remonter bien haut pour être témoins des prodiges étonnants qu'elle présente au monde. C'est la gloire qui a fermé les portes du dix-huitième siècle et ouvert celles du dix-neuvième. Consultez les fastes de cette époque, et vous verrez ce que peut un peuple stimulé par l'honneur. Quand vous aurez parcouru ces pages glorieuses où chaque ligne, chaque mot, retracent un acte d'héroïsme, dites-nous si, en fait de bravoure, nous devons envier quelque chose à Rome et à Carthage, aux Thémistocle, aux Alexandre, aux César, aux Philippe et à tous les peuples qui ont illustré les champs de bataille de toutes les époques.

Nous avons subi, il est vrai, depuis lors, de terribles revers ; nous avons bu jusqu'à la lie le calice de la honte et de la défaite : c'est un châtiment de notre orgueil, qui nous faisait nous regarder comme invincibles ; et c'est en nous appuyant sur cette légende que nous avons glissé dans l'abîme où nous ont entraînés des chefs incapables. Espérons que cette éclipse ne sera que passagère, et que, délivrés de l'odieux régime de décembre, nous rentrerons dans nos glorieuses destinées, sous l'étendard de la liberté. Puisse, d'ailleurs, cette rude leçon infligée à notre pays, guérir les peuples de cette rage des combats, qui n'a d'autre résultat que de porter la ruine et la désolation aussi bien chez le vainqueur que chez le vaincu !

Mais ce n'est pas seulement la carrière des armes qui est illustrée par la passion de la gloire ; c'est aussi celle des sciences, des arts et de l'industrie ; la morale, la philosophie, le cœur, l'esprit, tout grandit par le stimulus de la gloire. Chacun tend à l'immortalité par la science ou la vertu ; et cette pensée d'immortalité est la mère de toutes les grandes actions. Pline disait : « Je confesse que rien n'occupe plus mon esprit que l'extrême désir d'immortaliser mon nom, ce qui me paraît digne d'un homme vertueux : car, qui connaît sa vie sans reproche ne craint pas le souvenir de la postérité. »

Malheureusement le désir de la gloire n'est pas toujours pur. Parmi ceux qui sont travaillés par cette passion, il en est qui ne cherchent qu'à faire triompher leurs penchants au vice, à la violence et à la cupidité. C'est ce que nous voyons trop souvent.

La passion à l'ordre du jour, dit le docteur Simon, c'est l'ambition, le haut développement des fortunes, le choc des intérêts qui entretiennent dans les âmes et les imaginations une tension morale extraordinaire. La vie ne coule pas d'un cours paisible et régulier, elle se précipite comme un torrent. Tous les extrêmes se rencontrent et se heurtent; dans toutes les carrières où se déploie l'activité humaine, on veut arriver au pas de course et du premier bond; les honneurs, les richesses, la puissance, la gloire, la renommée, sembleraient sans prix pour la foule des prétendants, s'il fallait les gagner à la sueur du front; on prétend s'en emparer par surprise, de haute lutte et par des coups d'éclat; on veut franchir l'espace d'un seul pas, mettre un abîme entre la veille et le lendemain, et l'on ne tente pas d'autre chance que celle de tout ou rien. Dans cette terrible mêlée, la majorité reste en arrière, et la petite minorité qui triomphe redescend souvent aussi rapidement qu'elle est montée. Une vie semblable doit engendrer bien des mécomptes, des regrets, des désespoirs, des blessures morales profondes, et, par suite, le dégoût de la vie.

Et le patriotisme, cette noble passion qui nous identifie à l'honneur national, quand il est porté à l'excès, à quelles extrémités fâcheuses ne conduit-il pas certains hommes mal servis par le succès dans le jeu terrible des combats? Que de héros ne fait-il pas tomber sous les propres coups de leur glaive trahi par la victoire? Que de vaillants capitaines pleure souvent la patrie, parce que, mal secondés par la fortune, ils lavent dans leur sang un déshonneur qu'on ne songeait pas à faire retomber sur eux ! Vainqueurs, ils cicatrisent leurs blessures et demandent de nouvelles jouissances à la vie ; vaincus, ils ne peuvent plus supporter la lumière.

Mais passons à un autre âge, la vieillesse. C'est le temps où l'homme se passionne pour la vie et pour l'argent, car il craint toujours de mourir de faim ; et tandis que le jeune homme sacrifie sa vie au plaisir, l'homme mûr à la gloire et à l'ambition, lui, sacrifie tout à la vie, à l'or et à l'argent. Aussi il est bien rare de voir ce dernier porter volontairement atteinte à ses jours.

Le vieillard, dit le docteur Alibert, ne se lasse pas du banquet de la vie. Quand même un siècle aurait passé sur sa tête, quelles raisons n'alléguerait-il pas si on venait lui proposer d'en sortir ! Je suppose, toutefois, qu'il eût été constamment heureux, et que, par une de ces exceptions rares dans l'ordre social, mais dont on peut trouver des exemples, la vieillesse n'eût point opéré progressivement en lui le dépérissement de l'organe qui préside aux facultés intellectuelles et affectives : « O Providence ! s'écrierait-il, ne brisez pas les liens d'une existence dont je n'ai point asez goûté toutes les enivrantes délices. Je ne sais point encore pourquoi et comment je respire. Attendez ; laissez-moi apprécier davantage toute l'étendue des biens dont vous m'avez comblé. Ces murs que j'ai bâtis, ces arbres que j'ai plantés, ces champs que j'ai ensemencés, ces sillons que j'ai creusés ne m'ont pas payé de mes sueurs. Laissez-moi me réchauffer encore aux rayons de votre soleil. Laissez-moi surtout répondre à la douce voix qui m'appelle. Je ne saurais me séparer si tôt de la compagne que je me suis donnée. Je voudrais jouir du spectacle de ces générations successives dont je suis la première source. Ne glacez pas ce cœur que vous avez embrasé des feux d'une si vive tendresse. Le vent de la destruction ne doit souffler que pour les êtres insensibles. Je suis encore digne de vivre, puisque je suis capable d'aimer ! »

Le vieillard est, la plupart du temps, sous l'empire de l'avarice, cette passion fondée sur un amour excessif de la vie.

L'avare, nous l'avons déjà dit, craint toujours de n'avoir pas
assez pour arriver au terme de son existence ; il redoute la
pauvreté alors qu'il a un pied dans la tombe. Et ce vice n'atteint pas seulement les hautes classes de la société, mais aussi
celles qui occupent les degrés les plus inférieurs. N'a-t-on pas
lu, il y a quelques années, dans les feuilles publiques, l'histoire d'une *riche* mendiante qui exerçait sa profession dans
une grande ville voisine de Paris? On voyait tous les jours,
dans les rues d'Orléans, une vieille femme couverte de haillons, et qui sollicitait les secours de la charité publique et
privée. Nous n'avons pas présentes à la mémoire les circonstances qui éveillèrent l'attention de la police, mais ce qui est
certain, c'est que celle-ci ayant fait une descente dans la demeure de la bonne vieille femme, y trouva une somme de
vingt-sept mille francs en monnaies de toute espèce. On conçoit qu'après une pareille découverte, la mendicité fut sévèrement interdite à la *pauvre* femme, qui vécut tranquillement
ensuite de ses rentes.

Combien d'histoires malheureusement trop vraies nous
pourrions raconter à ce sujet! Que de personnes qui invoquent
sans besoin les bienfaits de la charité, tandis que l'infortune,
le véritable nécessiteux, demeurent en proie à la misère et à
la faim! Nous avons souvent vu de ces trafiquants de mendicité, que la rumeur publique disait être à leur aise, demander
l'aumône avec une sorte d'impertinence. Une telle conduite
n'est pas seulement un abus, mais un vol.

Si l'avarice est la passion du pauvre et de l'homme des
champs, comme chacun sait, elle est aussi celle du riche. Tout
le monde connaît l'histoire de cet homme opulent qui avait
fait pratiquer auprès de sa cave un réduit solitaire qu'il ouvrait seul, à l'aide d'une serrure à secret ; c'est là qu'il allait
passer furtivement des heures entières pour se donner le plaisir
inexprimable de compter son argent. Un jour qu'il s'y était
rendu pour cet objet, il oublia par mégarde, hors du cabinet
souterrain, la clé qui lui était nécessaire pour sortir de cette
impénétrable retraite ; s'y trouvant renfermé, et ne voulant pas
demander du secours dans la crainte de voir son secret décou-

vert, il y mourut de faim et de désespoir, à côté du monceau d'or qu'il grossissait depuis plusieurs années.

Hélas ! que de riches qui ressemblent à cet avare ! On voit tous les jours des gens fortunés entasser argent sur argent, au lieu de l'employer en améliorations au profit de l'industrie et de l'agriculture, en donnant du travail aux bras inoccupés, ce qui leur attirerait l'estime et la reconnaissance de leurs conci-toyens moins favorisés qu'eux. Le riche est le trésorier du pauvre ; il doit le faire bénéficier de son superflu par des tra-vaux utiles qui ne feront qu'augmenter ses capitaux, tout en procurant à l'ouvrier un bien-être qui l'attachera à la société et l'éloignera des mauvaises pensées que suggèrent souvent la misère.

L'avarice est une passion ardente que les besoins font naître, que l'abondance rallume. C'est une aveugle dureté et pour soi et pour les autres ; un poison dans les plaisirs que peut pro-curer la dépense, et l'amertume continuelle qui retrace la douleur de l'argent échappé, et la cupidité d'en acquérir. L'avare ne guérit jamais ; sa soif est dans le sang. Cruel, in-grat, parjure, sans amitié, sans amour même ; les vices de l'insensibilité deviennent ses vertus.

Si l'avare vous permet de chasser dans son parc, dit un auteur, il fait compter les coups de fusil que vous tirez, et les pièces que vous avez tuées. Si vous montez dans son carrosse, il est inquiet de votre pesanteur, il craint la fatigue de ses chevaux ; il se fait arrêter, murmure contre son cocher ; re-passe en un moment le détail et la dépense de son équipage ; revient chez lui, et, transporté d'une humeur irréconciliable entre son orgueil et son avarice, il se livre à une espèce de désespoir dont tous les objets deviennent en ce moment res-ponsables. On le fuit sans avoir osé le calmer ; il se prive du souper, passe la nuit sans dormir ; garde la retraite ; recom-mence à se livrer à l'amour de paraître ; revient encore sur ses pas, et de la même façon, jusqu'à ce qu'enfin ses chevaux meurent de lard fondu. Alors c'est la fatigue, c'est son cocher, ce sont ceux qu'il a menés dans son équipage, et la nature elle-même qui deviennent coupables de la perte qu'il a faite et de la douleur qu'il trainera jusqu'aux derniers moments de sa vie.

Plutarque raconte que l'avarice avait tellement tourné la cervelle d'Hémocrate, qu'en mourant il se constitua lui-même l'héritier de tous ses biens. Que de personnes qui peuvent être considérées comme les dignes émules de l'avare athénien !

Ne voyons-nous pas tous les jours des gens riches qui se laissent dominer par ce vice aussi abject que ridicule, et dont le cœur est fermé à tout sentiment de pitié et de compassion pour l'infortune? L'un ne trouve pas son héritage assez étendu; il déplace une borne secrètement et gratte un peu sur le voisin, toujours prêt à recommencer s'il ne rencontre pas d'obstacle ; l'autre se prive du nécessaire pour entasser or sur or; celui-ci simule la pauvreté pour éviter de secourir le malheureux; celui-là pratique l'usure sur une grande échelle et ne craint pas de jeter sur le pavé la veuve et l'orphelin pour satisfaire son insatiable passion.

Citons quelques anecdotes empruntées au *Dictionnaire universel* de Larousse.

Allons, bon ! disait un avare ; je sors avec un parapluie tout neuf, tout frais, et voilà qu'il pleut ! Je n'ai vraiment pas de chance !

Un avare mit cette naïveté au bas d'une lettre qu'il écrivait : « Mon intention était de vous affranchir cette lettre, mais je n'y ai pensé qu'après l'avoir jetée à la poste. »

On avait écrit des livres horribles contre le cardinal Mazarin, dont on connaît l'avarice. Il feignit d'en être très-irrité, et fit rechercher tous les exemplaires comme pour les détruire. Quand il les eut tous rassemblés, il les fit vendre en secret et en tira dix mille écus.

Un avare s'imagina un jour que son cheval pourrait peut-être, tout en continuant son travail, se passer de nourriture, et qu'ainsi tout serait bénéfice. Le cheval est une machine comme une horloge, et les horloges fonctionnent sans consommer. Ébloui par ce raisonnement, notre homme commence par diminuer la ration de l'animal : demi-ration, quart de ration, dixième de ration, puis enfin plus rien. Un beau matin il trouva le cheval mort : « Que c'est fâcheux, dit-il, il commençait à s'y habituer ! »

Un procureur très-avare avait reçu d'un riche client un superbe chapon, dans l'intérieur duquel ce client avait eu la généreuse attention de placer un rouleau de mille francs. Le procureur n'eut rien de plus pressé que de porter lui-même le chapon au marché. A quelques jours de là, le client, ayant besoin de consulter le procureur, lui demanda des nouvelles de la volaille. Voyant que l'homme de loi répondait par un remercîment banal, il crut à l'infidélité du cuisinier, et révéla sa ruse délicate à notre avare, qui alla se pendre de désespoir.

> Un harpagon, en courant par la ville,
> Par le serein eut un œil de perclus ;
> Un médecin, docteur vraiment habile,
> Pour le guérir demanda cent écus.
> « L'ami, dit le richard, quelle erreur est la vôtre ?
> Il ne faut pas deux yeux pour gagner un cercueil ;
> Moi, vous compter cent écus pour un œil !
> A ce prix-là je vous donnerais l'autre. »

Enfin, une dernière anecdote au sujet d'une célébrité médicale. Un prince de la science avait pratiqué une opération très-délicate et parfaitement réussie sur un enfant d'une famille fort riche. Lors de la dernière visite, la dame de la maison présente au docteur un magnifique portefeuille, avec toutes les démonstrations de la plus vive reconnaissance pour les soins donnés à son fils. « Madame, dit celui-ci, je ne vis pas de cadeaux, il me faut trois mille francs. » C'est bien, répond la dame, et, reprenant le portefeuille, elle l'ouvrit pour en retirer trois billets de mille francs sur six qu'il contenait.

Concluons de tous ces faits que l'avarice est une des plus

viles passions de l'homme; elle est comme l'ambition et l'amour, qui grandissent à mesure qu'on les satisfait.

« O avares fastueux de tous les rangs, avares sordides de toutes les classes? s'écrie le docteur Alibert, cessez d'enfouir cet or qui est encore moins périssable que vous! ouvrez vos portes à l'indigence. »

L'amour des plaisirs, l'amour de la gloire, l'ambition, l'avarice, voilà les passions qui se disputent le cœur de l'homme depuis le matin jusqu'au soir de la vie. Mais ce n'est pas tout: il y en a encore bien d'autres et qui sont de tous les âges, telles que l'égoïsme, l'orgueil, la vanité, l'envie, le ressentiment, la haine, l'ingratitude, la vengeance, l'ivrognerie, le vol, etc. S'il en existe de mauvaises, il y en a aussi de bien douces et bien délicates, comme le respect et la reconnaissance, l'admiration et la pitié, l'amour filial et maternel.

Disons un mot sur les principales. L'égoïsme est une passion qui avilit l'homme, le rend détestable et anti-social. L'égoïste ne pense qu'à lui, n'agit que pour lui : tout lui est indifférent, si ce n'est sa personne ; car il se regarde comme l'être nécessaire et le plus important. Chacun pour soi, et Dieu pour tous, voilà sa devise. Pourvu qu'il déjeûne bien, qu'il dîne encore mieux, qu'il digère agréablement entre Vénus et la table de jeu, peu lui importe le reste; que chacun se tire d'affaire comme il le pourra. Entrez donc en conversation avec lui, si vous en avez le courage, et supportez pendant des heures entières le récit fastidieux de sa naissance, de ses qualités, de ses hauts faits, de ses talents incomparables, de son génie, de son habileté à trancher toutes les difficultés, à plaire et à se faire aimer. Il ne vous fera grâce d'aucun détail, pas même des plus grandes niaiseries de ses habitudes quotidiennes. Mais essayez, vous, pauvre martyr auditeur, d'articuler un mot sur votre propre compte, sur votre famille et vos affaires : alors vous voyez votre homme, si loquace il n'y a qu'un instant, distrait et ne faisant aucune attention à vos paroles. Comme il est encore assez honnête pour ne pas vous injurier face à face, il fredonne tranquillement en tournant sur ses talons, afin de vous faire comprendre que vous l'ennuyez avec tous vos discours.

Cependant, si vous vous attribuez quelque action semblable à
celles dont il s'est vanté, il ne manquera pas de vous interrom-
pre, en disant : « Oh ! vous n'avez pas agi comme *moi ; moi* j'ai
bien mieux fait que cela. » Et il vous accable encore sous le
poids de sa personnalité, si vous ne vous hâtez pas de mettre
un frein au débordement de sa langue égoïste.

L'égoïsme semble avoir pris racine dans toutes les institutions ; dans la politique, la science, les arts et dans le foyer
domestique. Que d'hommes politiques qui ne travaillent que
pour eux et les leurs, plutôt que pour l'honneur du pays !
Pourvu qu'ils soient à leur aise et leurs familles aussi, que
leur importe le reste ! Alors tout sentiment généreux, indé-
pendant étant étouffé, c'est aux sentiments personnels, égoïstes
et bas que l'on donne carrière. De là cette prédomination ex-
clusive des intérêts matériels, ces rivalités scandaleuses dans
les places lucratives ; de là ce spectacle de cupidités désordon-
nées montant, en se heurtant, l'échelle de la fortune, et peu
soucieuses, pour arriver plus tôt, de dépouiller hardiment
toute probité et toute pudeur. C'est ce que nous voyons à
toutes les époques de l'histoire, et ce que nous avons vu particulièrement sous le règne de l'homme de Sédan.

« L'égoïste ne vit que pour soi, et tous les hommes ensemble sont,
à son égard, comme s'ils n'existaient point. »   LA BRUYÈRE.

« L'égoïste ne hait pas plus qu'il n'aime ; il n'y a que lui ; pour
lui, tout le reste des créatures sont des chiffres. »   Mᵐᵉ DE STAEL.

« L'égoïste brûlerait votre maison pour se faire cuire un œuf. »
                                                    CHAMFORT.

L'homme de lettres et le philosophe ne cherchent plus uniquement à élargir l'horizon de la science, à initier le monde à
de nouvelles connaissances : ils veulent, avant tout, la satisfaction de leur amour-propre et de leurs intérêts. Aussi,
comme les volumes s'improvisent rapidement ! Certaine littérature est à tant le mètre cube. Le bon Virgile, qu'on respecte
et qu'on admire encore, malgré sa vieillesse de deux mille ans,

consacrait une journée entière à faire cinq vers. Aujourd'hui on est plus vaillant et plus fécond ; ce n'est plus cinq vers qu'on fait en un jour, mais de gros volumes sur toute sorte de sujets. Autrefois, et pas trop loin de nous cependant, le littérateur et le philosophe passaient leur vie entière dans l'étude et la méditation pour préparer des travaux utiles à la postérité; ils vivaient pauvres, dans l'obscurité et la retraite ; toute leur ambition était de servir la science et l'humanité; la fortune et les honneurs n'avaient aucun empire sur eux ; et c'est à peine si la mort permettait à leur génie de payer son tribut à la science. Maintenant, moyennant certaines conditions pécuniaires, un seul auteur garnit, en dix ans, tous les rayons d'une vaste bibliothèque.

Pauvres anciens ! ils ne connaissaient pas toute l'élasticité du progrès; ils ne savaient pas jouir des fruits, des bienfaits et des spéculations de leur génie. Il est vrai, cependant, que la postérité reconnaissante leur a dressé des autels, et que leur nom n'a point péri dans le gouffre du temps; tandis que beaucoup de génies modernes, si riches en apparence, vont s'ensevelir, de leur vivant même, sur les quais, ces cimetières de la pensée; que sera-ce donc quand le trépas commun les aura enveloppés de son ombre?

Mais, continuons notre examen. L'art n'est plus ce qu'il était autrefois, la sculpture, l'architecture, par exemple. Les monuments publics et particuliers n'ont plus ce caractère imposant de grandeur, de style riche et élevé, cette solidité enfin qui défiait les siècles; ils ont revêtu une sorte de mesquinerie qui indique un besoin prompt de jouissance personnelle. Comme il faut tout de même la richesse et la splendeur, on a remplacé par l'or et des décorations artificielles ces magnifiques sculptures que l'ingénieux artiste gravait dans le bois et dans la pierre. Que sont les églises modernes auprès des cathédrales du moyen-âge? Où sont aujourd'hui ces pierres transformées en idées sous le ciseau de l'inspiration?

Ce n'est pas seulement dans les monuments publics qu'on voit les traces de l'égoïsme; c'est encore dans les édifices particuliers. Ces maisons, ces palais qui s'élèvent du matin au soir, sont-ils construits pour les neveux et arrière-petits-neveux ? Renferment-ils ces pièces larges et spacieuses qu'on remarque dans les vieux manoirs de nos pères ; ces cheminées vastes où toute une nombreuse famille pouvait se réunir autour de ses chefs vénérables ? L'égoïsme de notre temps a changé tout cela. On veut jouir promptement et soi-même, voilà pourquoi on construit si vite : chacun veut avoir sa jouissance propre et particulière, d'où les appartements et les foyers si mesquins.

Passons à l'orgueil. L'orgueil, c'est une haute opinion que l'on a de soi-même, une sorte d'amour de soi qui nous inspire à nous-même où nous fait chercher à inspirer aux autres une idée exagérée de notre mérite.

On comprend l'orgueil chez l'homme de génie, chez celui qui ouvre des voies nouvelles à la société, qui imprime une direction à son temps, qui crée des chefs-d'œuvre, qui apporte des inventions ou des perfectionnements d'une grande utilité sociale, tels que les inventeurs de la boussole, de la navigation, de l'imprimerie, de la vapeur, de l'électricité ; chez les savants qui contribuent à enrichir l'alimentation publique, qui font marcher la science à pas de géants ; chez les grands orateurs qui suspendent les multitudes à leurs lèvres éloquentes ; et, dans un genre moins digne d'admiration, les guerriers qui soumettent des territoires entiers à leur domination par le jeu terrible des batailles.

Mais être fier d'un titre nobiliaire plus ou moins contesté, d'une fortune toute faite qu'on trouve dans son berceau en naissant, ce n'est plus de l'orgueil, mais simplement de la vanité, dont nous parlerons bientôt.

L'orgueil avilit souvent l'homme et le rend ridicule aux yeux de ses semblables ; il le rend quelquefois médisant, calomniateur et assassin de la réputation d'autrui, parce que, incapable de belles et nobles actions, il est jaloux de ceux qui les enfantent.

Toutes les professions nous fournissent leur contingent de cette passion ridicule. Les sciences, les arts, l'industrie, nous montrent tous les jours des hommes qui se tressent eux-mêmes des couronnes, qui proclament bien haut leurs talents pour cacher leur médiocrité ; tandis que le vrai génie se couvre du manteau de la modestie, et laisse à l'opinion publique le soin de lui dresser le piédestal qui ne lui fera pas défaut.

La société se plaît généralement à exalter le mérite, de quelle part qu'il vienne ; mais elle n'aime pas qu'on se rende justice soi-même ; c'est elle qui veut se charger de cette noble mission. L'orgueil gâte les plus belles choses. Les plus riches produits du génie et de l'art cessent d'être admirés dès que leurs auteurs élèvent trop haut leurs prétentions orgueilleuses à la reconnaissance publique.

La vanité est une petite sœur de l'orgueil ; c'est l'orgueil des faibles qui s'attribuent des gloires imméritées, ou, pour mieux dire, qui se font gloire de tout, de leur naissance, de leur richesse, de leurs titres, de leurs qualités physiques, de leur ameublement, de leur toilette, de leur domesticité, de leurs équipages, de leurs chiens, etc.

Cette passion est surtout celle des femmes. Celles, par exemple, qui ont reçu la beauté en partage, n'entendent ordinairement des personnes qui les environnent que des compliments et des flatteries, et jamais la moindre contradiction, ni même une seule vérité sur leurs défauts. Alors, se regardant comme les fleurs sans tache de la nature, parce qu'elles sont belles, elles se croient souvent dispensées d'avoir toutes les qualités qui font l'ornement de l'esprit et du cœur. Mais ce printemps ne dure pas toujours : il vient une saison où la beauté, ce lis si tendrement cultivé, perd sa fraîcheur et se fane complètement. C'est alors le temps des tristes regrets : on cherche ce qu'on méprisait naguère, l'estime vraie et solide ; mais il est trop tard, personne n'a plus intérêt à être complaisant spectateur d'une impuissante et vieille vanité.

Mais si la femme est sujette à la vanité, elle a aussi de bien belles passions qu'on ne trouve pas toujours dans le cœur de l'homme. C'est la bienveillance, la compassion, la pitié, la générosité, la vertu, l'amour conjugal et maternel. « L'amour, dit Mme de Staël, est l'histoire de la vie des femmes. » Autant elles s'avilissent en se laissant dominer par le vice, comme nous l'avons vu sous le règne de la Commune, autant elles s'élèvent

quand l'idée du,bien préside à tous leurs actes. On dirait que
Dieu a fait dépositaire de ses secrets le cœur de la femme ver-
tueuse, et qu'il y a placé l'étincelle de ce feu sacré qui anime
toutes les grandes actions; qui fait germer les qualités, les vertus les plus belles et les plus aimables. C'est en elle que trouvent
un asile assuré, la sensibilité, la charité, la douceur, l'amour,
ces flammes qui purifient le monde et l'inondent de chastes
délices. La femme qui possède tous ces précieux dons de la nature, est, si nous pouvons ainsi dire, la providence de la société,
et nous lui devons le culte de nos hommages, de notre reconnaissance et de notre admiration.

Comme le jour, la vie a trois époques : le matin ou l'enfance,
le midi ou l'âge mûr, le soir ou la vieillesse; la femme est l'appui du commencement, le bonheur du milieu, la consolation
de la fin.

C'est avec la femme, dit Shéridan, que la nature écrit dans
le cœur de l'homme.

Pour en finir avec les passions, disons un mot de l'ivrognerie,
ce vice hideux qui ravale l'homme au-dessous de la brute; et
qui, en déterminant chez lui le trouble et la perturbation des
fonctions physiques et morales, finit par lui faire perdre les
facultés qui l'élèvent et l'ennoblissent.

L'homme qui s'adonne continuellement à l'ivrognerie devient
lourd et paresseux ; tout travail lui répugne; il a les lèvres et
les bras tremblants; il ne peut parler qu'en balbutiant; son
haleine est fétide; sa peau est flasque, ses muscles sont mous :
ses facultés mentales suivent le dépérissement de son corps; il
perd la mémoire et le jugement. Sale et négligé dans ses vête-
ments, crapuleux dans ses manières et ses propos, l'ivrogne
tombe dans la stupeur, traîne une vie misérable et finit par
mourir dans le marasme. Chez lui, toutes les fonctions qui ré-
clament l'intervention du système nerveux sont troublées, ce
qui finit par produire l'idiotisme, surtout quand cette passion
est satisfaite au moyen de liqueurs fortes, et principalement de
l'absinthe, dont l'abus conduit à la folie.

Cette malheureuse passion exerce ses ravages dans toutes les classes de la société, dans les plus hautes comme dans les plus inférieures. L'ouvrier se grise dans les cabarets, ces établissements où l'on vend l'abrutissement en bouteille, et il se donne ensuite en spectacle à tous les passants de la rue, ce qui est un scandale pour la morale. Le riche, qui a mieux le moyen, satisfait secrètement ses penchants à l'ivrognerie, chez lui ou chez ses amis; mais il a beau se cacher, ses débordements finissent toujours par être connus, et c'est un triste exemple donné au peuple, qui n'a pas, lui, pour se diriger dans le bien, l'instruction, l'éducation et la fortune.

Quelques anecdotes puisées dans le *Dictionnaire de Larousse :*

Le maréchal de Villars était fort adonné au vin. Se rendant en Italie pour se mettre à la tête de l'armée, dans la guerre de 1734, il alla faire sa cour au roi de Sardaigne tellement pris de vin, qu'il ne pouvait se soutenir et qu'il tomba à terre. Dans cet état, il n'avait pourtant pas perdu la tête, et il dit au roi : « Me voilà porté tout naturellement aux pieds de Votre Majesté. »

Un ivrogne qui allait mourir demanda un verre d'eau avant de se confesser : « Sur le lit de mort, disait-il, il faut se réconcilier avec son ennemi mortel. »

Un cordonnier qui se grisait régulièrement trois fois la semaine, et battait sa femme dans ses moments lucides, prit la résolution de s'embarquer pour l'Amérique, cette terre bénie des sociétés de tempérance. Il écrivit du Havre qu'il venait de retenir son passage sur un navire de 500 tonneaux. « Cinq cents tonneaux ! a dit l'épouse avec conviction, si la traversée est longue, ça ne suffira pas. »

V

CONCLUSION

Nous allons terminer ce travail par quelques aperçus sur la thérapeutique physiologique et morale des passions.

Les passions agissent et réagissent continuellement sur le double système moral et physiologique, réunissant toute leur force et leur énergie pour attaquer l'ensemble de la nature humaine. Quand il tombe sous leur empire, l'homme perd peu à peu le sentiment et la liberté ; il marche sans un but déterminé dans la voie tracée par ses désirs ; sa volonté, accoutumée à être toujours satisfaite, se révolte devant le moindre obstacle : si elle se heurte contre la souffrance ou l'adversité sans pouvoir les vaincre, impatiente et irritée, elle se demande justice à elle-même, et la mort invoquée ne tarde pas à répondre à son appel.

Quels sont donc les moyens propres à calmer et à guérir les passions ? Il y en a plusieurs : entre autres, la médecine, l'instruction, l'éducation, la philosophie, la presse, la morale religieuse.

La médecine s'adressant particulièrement à la vie organique, est, si nous pouvons ainsi dire, l'institutrice du corps. C'est elle qui est chargée de présider au développement du germe de vie ; de le surveiller dans les différentes périodes de croissance, et de rendre à la société l'homme plein de force et de vigueur.

Voyons, en effet, quels sont les devoirs du médecin en face des passions de l'homme. Ces devoirs sont nombreux et variés. Prenant l'enfant au berceau, dit un auteur, le médecin peut faire usage des moyens hygiéniques qui enchaînent plus ou moins longtemps dans l'organisme ces jeunes flammes qui tendent à s'en échapper comme les feux d'un volcan. L'âge de la puberté est-il arrivé, le médecin calme la surexcitation des organes par l'application des lois physiologiques, en modifiant la vitalité des foyers passionnels ; c'est-à-dire que si la passion est occasionnée par la prédominance d'un tempérament quelconque, il soumettra le jeune homme à un traitement usité en pareille circonstance ; si elle est due à l'alimentation, il déterminera quels sont les aliments qui sont le plus en rapport avec l'âge, le caractère et la constitution du sujet. Et qu'on ne croie pas que cette dernière considération soit une formule imaginaire et capricieuse. Tous les auteurs s'accordent à dire que le genre d'alimentation exerce la plus grande influence sur les mœurs et le caractère de l'homme. Tissot rapporte qu'un jeune homme d'une bonne constitution et d'un caractère aimable, mais enclin à la colère, s'étant livré aux plus violents emportements à la suite d'un repas excitant, en conçut une telle honte, qu'il prit dès ce moment la résolution de ne vivre que de lait, de fécules, de fruits et d'eau pure : ce régime, qu'il observa jusqu'à la fin de sa longue carrière, lui procura un état de calme parfait.

Qui ne sait que la colère et la haine, ces passions brutales et anti-sociales, sont la plupart du temps le fruit de l'intempérance ? Il semble que ce soit de préférence au sortir du festin que les passions haineuses revêtent le caractère de violence et de grossièreté qui fait la honte des peuples civilisés. Ouvrez l'histoire, et voyez si tous les tyrans qui ont trempé leurs mains dans le sang des peuples, n'avaient pas éteint la sensibilité de leur âme dans les plaisirs de la table. C'est souvent à la suite des libations, que les liens de l'amitié se brisent, et qu'un irréparable désordre s'introduit dans les familles. Addisson, dans

un des chapitres de son *Spectateur*, s'imagine voir sortir des
mets d'une table somptueusement servie, le triste cortége des
maladies les plus meurtrières. Une nourriture frugale, au contraire, adoucit les mœurs des individus et des sociétés.

Un autre moyen encore de calmer les passions, c'est de donner au corps une éducation mâle et énergique ; de l'accoutu-
mer aux exercices gymnastiques, dont l'influence est très-puis-
sante pour arrêter des désirs trop précoces ou en modérer la
violence. Grâce aux progrès des connaissances hygiéniques,
cette précieuse coutume prend racine dans presque toutes les
maisons d'éducation. Le calme et l'impassabilité sont les plus
dangereux ennemis du jeune âge. La gravité ne sied point à
ces tendres constitutions où fermente le levain de la vie : il
leur faut des jeux bruyants qui laissent l'imagination à l'écart,
pour concentrer toute l'activité sur les organes, qui mettent à
contribution toutes les forces que possèdent les membres. For-
mer le corps à des habitudes vigoureuses et endurcies au travail, c'est la vraie manière de préparer de bons citoyens à
l'Etat et de bons défenseurs à la patrie. Les Romains avaient
fort bien compris cette éducation ; aussi élevaient-ils des citoyens également habiles à manier la charrue et l'épée.

La médecine doit veiller sans cesse à la conservation des organes physiques. Mais souvent il n'y a pas que le corps qui soit
malade ; le sentiment et l'intelligence sont aussi profondément
lésés que les organes, et la médecine, dans ce cas, doit em-
piéter sur le domaine de la morale. Il est des âmes que les passions, la misère et les privations ont rendues malades et jetées
sur les bords de l'abîme ; qui, après de longues luttes contre les
nobles instincts de la conscience, ont abandonné le chemin de
l'honneur pour se jeter dans les sentiers du vice. Appelé à
soulager les souffrances physiques de ces infortunés, le médecin adresse quelques mots chaleureux à ces consciences tour-
mentées, et s'efforce de les ramener au calme, à l'honnêteté,
au bien, et leur conserve souvent une existence qui menaçait
de s'éteindre dans le désespoir.

Il est sublime le rôle du médecin dans la société ! Cet homme,
qu'on appelle médecin, ne doit jamais se lasser de voir souf-

frir ; il doit constamment, quelle que soit sa sensibilité native, se tenir au chevet de la douleur ; affronter les plus grands dangers avec toutes les probabilités possibles de perdre sa propre vie ; possédant mieux qu'un autre mortel la science des hommes, il pratique la mansuétude, l'indulgence, la charité envers les victimes de la souffrance et du malheur ; il les prend par la main, et s'efforce de les ramener dans le chemin du bonheur, de la prospérité physique et morale, d'où l'éloignent toujours le plaisir déréglé, la peine et l'infortune.

Le second moyen de combattre les passions, c'est l'instruction, qui a pour objet le développement de l'intelligence, et de faire connaître à l'homme ses droits et ses devoirs dans la société. Nous ne donnerons pas à cette question tous les développements qu'elle comporte, parce que cela nous entraînerait trop loin. Autrefois, et pas bien loin de nous, il n'y avait que des castes privilégiées qui avaient droit à la propriété physique et intellectuelle ; tout le reste n'était qu'un troupeau corvéable et taillable à merci, sous la domination de grands seigneurs qui, souvent assez ignorants eux-mêmes, n'auraient voulu, pour rien au monde, que des vilains et des esclaves pussent acquérir des connaissances qui auraient nui à leur autorité despotique. Mais, Dieu merci, la bienfaisante Révolution de 1789 a changé tout cela en développant les principes contenus dans l'Evangile ; et l'homme a recouvré sa dignité que le Christ lui avait promise et qu'il a attendue patiemment, pendant près de deux mille ans, courbé sous le poids de la souffrance et de la dégradation. Aujourd'hui, l'égalité devant la loi donne à chacun indistinctement les mêmes droits et les mêmes devoirs.

Pour connaître ces droits et ces devoirs, il faut nécessairement acquérir quelque instruction ; et par l'instruction on améliorera peu à peu les mœurs des sociétés. Quand tous les hommes posséderont des connaissances plus ou moins profondes, nous ne verrons plus ces scandales aussi affligeants qu'humiliants dont nous avons été témoins pendant la fatale guerre de 1870 ; nous ne verrons plus des hommes, plus idiots que des brutes, trahir et livrer à l'ennemi leurs concitoyens pour quelques pièces d'argent, comme c'est arrivé dans le département de l'Aisne ; faire du commerce avec l'envahisseur du pays, et ne pas rougir de trinquer avec lui au cabaret ; nous ne verrons plus les conspirateurs de haut et de bas étage avoir à leur service des troupes d'émeutiers qui, sans opinion aucune, tuent, saccagent, bouleversent tout pour le compte de quelques ambitieux, sauf à recommencer le lendemain pour le parti contraire. En un mot, nous aurons des hommes et non plus des brutes.

L'instruction est généralement l'ennemie du crime et de la débauche crapuleuse. On peut consulter, sous ce rapport, les statistiques de la justice criminelle, et on verra que les prisons et les bagnes sont peuplés, en grande partie, de gens complètement illettrés. L'homme instruit mettra une certaine retenue dans la débauche et dans les contrariétés qu'il aura avec ses voisins, tandis que l'ignorant se vautrera dans la fange et ne raisonnera, dans ses querelles, que le couteau à la main.

D'ailleurs, avec nos institutions modernes, comment veut-on que l'homme sans instruction puisse remplir convenablement son devoir et connaître la loi, que nul, dit-on, n'est censé ignorer ? S'il ne sait pas lire, il ne peut pas la connaître. Son ignorance le met au service des intrigants et des ambitieux qui spéculent, sans vergogne, sur son inexpérience, et le font voter selon leurs désirs, avec menace souvent de le jeter en pâture à la misère, s'il n'obéit pas docilement à leurs volontés. La conséquence de tout cela, c'est que les vœux de l'opinion publique restent inconnus, et qu'un gouvernement qui croit avoir des bases solides, croule subitement au moment où il se berçait de l'espoir d'une longue durée.

Passons à l'éducation. Montaigne dit que l'éducation est l'institution morale de l'homme. C'est l'ensemble des soins donnés dans le jeune âge ou même dans un âge plus avancé, pour développer les facultés physiques, morales et intellectuelles, mais particulièrement les facultés morales. C'est surtout l'affaire des mères, des pères et des moralistes.

« Celui qui n'a pas d'éducation ressemble à un corps sans âme.

Le grand secret de l'éducation est de faire que les exercices du corps et ceux de l'esprit servent toujours de délassement les uns aux autres. »　　　　　　　　　　　　J.-J. Rousseau.

« Rien ne peut remplacer l'éducation maternelle. » J. de Maistre.

« C'est l'éducation qui fait les mœurs domestiques, inspire les vertus sociales, prépare des miracles inespérés de progrès intellectuel, moral, religieux ; c'est l'éducation qui fait la grandeur des peuples et maintient leur splendeur, qui prévient leur décadence, et, au besoin, les relève de leur chute. »　　　Dupanloup.

L'esprit est un produit plus commun, plus répandu que l'éducation. L'esprit seul ne fait qu'un homme ordinaire; allié à l'éducation, il fait de l'homme la quintessence de la société, le charme des relations quotidiennes dans n'importe quelle position ; en un mot, il lui donne le sentiment des convenances, qui fait défaut à tant de monde.

Voyez en effet la manière d'agir de deux hommes bien éduqués : un d'eux est-il offensé gravement par l'autre, ils s'envoient réciproquement des ambassadeurs pour avoir des explications satisfaisantes ; si les arrangements sont déclarés impossibles, ils prennent jour et heure pour vider leur querelle par les armes ; avant de croiser le fer, ils se saluent très-poliment, et souvent, après quelques passes innocentes, cessent le combat et se tendent la main. Quelle différence avec ceux qui ne jouissent pas des bienfaits de l'éducation ? Ces derniers ne vident leurs querelles qu'avec le poing, le couteau ou les dents, comme la brute. La démarche, la manière de se vêtir, de se nourrir, de causer avec ses semblables, trahissent l'homme bien éduqué.

L'enfant élevé, sous l'aile maternelle, dans les principes d'une saine éducation, sera plein d'égards pour les auteurs de ses jours; il évitera tout ce qui pourrait leur faire de la peine, modérera ses penchants vicieux dans son propre intérêt et celui de la société que le sentiment des convenances lui a appris à respecter. Devenu homme, il entourera de vénération et d'amour ses vieux parents dont il est obligé à son tour d'être le soutien, et loin de récriminer, comme malheureusement on le voit trop souvent, contre le surcroît de dépenses occasionné par ces bouches improductives désormais, il se privera lui-même, au besoin, pour que rien ne manque à ces chers et respectables vieillards.

La philosophie est aussi un rempart contre l'impétuosité des passions. Cette science, en effet, a un grand avantage : elle pénètre dans l'intimité de la nature psychique de l'homme et apprécie facilement les désordres moraux engendrés par les passions.

L'homme doué d'intelligence commence par s'étudier lui-même ; il emploie sa raison à connaître ses facultés, leur nature et leur destinée ; et c'est ainsi qu'il étend peu à peu le domaine de son intelligence. Avec la connaissance de lui-même et de ses facultés, il acquiert la notion de ses devoirs. Enfin, dès qu'il a connu tout ce qui est en lui et ce qu'il doit faire, son regard plonge dans l'infini pour y chercher l'auteur de toutes choses.

La philosophie est la science des réalités immatérielles qui peuvent être connues par les lumières de la raison. Remontant à l'origine de toutes les idées, elle est la mère de toutes les scien- ces; elle les dirige dans leurs principes et les abandonne ensuite à elles-mêmes, après leur avoir ouvert la carrière. C'est un phare placé au centre des connaissances humaines où chacune vient dérober, en passant, quelques rayons de lumière.

Par l'étude de la philosophie, l'intelligence s'agrandit, se développe; le jugement se forme et se rectifie ; l'esprit découvre sans cesse de nouveaux horizons. Heureux celui qui brûle du noble désir de connaître les principes de toutes choses ! il puisera dans cette étude des préceptes utiles pour obtenir le calme et la bonne harmonie des facultés de l'âme; il apprendra de lui-même à faire le bien et à éviter le mal par devoir ; il sera plein de justice et de bonté pour ses semblables. Homme privé, il fera régner le bonheur sous le toit domestique ; homme public, il gouvernera avec probité et désintéressement.

La philosophie oppose une puissante barrière au torrent des passions. Beaucoup d'hommes nés avec des penchants violents pour le vice et le crime, doivent leur triomphe sur les sens aux lumières de la raison.

La presse, avons-nous dit, est aussi un moyen d'atténuer les passions. L'homme ne peut pas se contenter de la nourriture matérielle; il faut aussi du pain à son esprit. Depuis qu'il a appris à connaître ses droits et ses devoirs, il a une faim insatiable d'idées morales, et c'est la presse, cet instituteur des temps nouveaux, qui est chargée de lui distribuer le pain quotidien de l'intelligence. Nouveau missionnaire, elle parcourt les villes et les campagnes, les châteaux et les hameaux, franchit les mers, partout elle va porter les bienfaits de la civilisation.

La presse, a dit un célèbre publiciste, est dans le monde moral ce que la vapeur est dans le monde physique. C'est la chaire de la pensée qui a pour auditeurs tous les peuples du monde.

« La presse... assise au seuil de la chaumière, elle en défend l'entrée à l'arbitraire du pouvoir. Assise sur les marches des palais, elle trouble le sommeil des ministres prévaricateurs (1). »

Ils ne comprennent pas leur temps, ceux qui cherchent à comprimer ce grand levier de la pensée. Sans doute la presse peut faire beaucoup de mal, mais le bien sort de ce mal même. Si le vice, le scandale et le crime ont leurs apologistes, la morale et la vertu ne laissent pas que d'avoir les leurs. De là cet antagonisme, ce choc des idées d'où jaillit tôt ou tard l'étincelle de la vérité. C'est le spectacle auquel nous assistons tous les jours. D'ailleurs c'est un moyen sûr de tenir le monde en éveil, et de l'empêcher de tomber dans cette torpeur morale qui est la mort des sociétés; cette torpeur qui plaît tant aux pouvoirs despotiques et malhonnêtes, parce qu'elle leur permet d'organiser plus tranquillement leurs projets de servitude et la ruine des peuples.

Si, dans les temps reculés, les différentes nations avaient joui des bienfaits de la communication libre des idées, l'histoire n'aurait pas enregistré toutes les horreurs qui se sont perpétrées

(1) Cormenin.

dans le silence et les ténèbres. D'ailleurs, celui qui a une conscience droite et honnête ne redoute pas la lumière; il ne craint pas que ses actes et sa vie publique — la vie privée est sacrée et doit être respectée — soient passés au crible de la libre discussion.

D'ailleurs, sans liberté de presse, pas de contrôle; sans contrôle, pas de garanties pour les citoyens, qui vivraient dans les ténèbres, soumis au régime de l'arbitraire et du bon plaisir. Dieu sait, dans l'état de nos mœurs, je ne dis pas combien d'années, mais combien de jours durerait un pareil ordre de choses! Le plus petit vent qui soufflerait en tempête renverserait ce château de cartes.

Terminons cette étude en jetant un coup d'œil sur la morale religieuse. La foi est un instinct spontané, un vouloir de nous-même, une croyance indépendante de tout jugement, fondée seulement sur les révélations, la tradition ou l'histoire; la raison n'a rien à y voir. La foi ne doit pas discuter, si elle ne veut pas s'exposer à renverser l'édifice religieux; et ce n'est que la diversité des croyances qui a amené le contrôle de la raison.

Bien que toutes les religions (1) aient leur mérite, nous ne nous occuperons que de celle qui est professée généralement en Europe. Le Christianisme a contribué énormément à l'amélioration des mœurs sociales; il a planté sur le chemin de la vie les jalons de l'émancipation physique et morale, en nous enseignant que nous sommes tous frères, tous égaux, riches ou pauvres, que nous devons nous respecter les uns les autres et nous entr'aider mutuellement; en un mot, il a jeté les premières assises des gouvernements libres des temps modernes, tant critiqués par certains hommes qui ne cherchent que leur intérêt, sans s'inquiéter du bonheur des autres, gouvernements

(1) « Les différentes religions sont des vases de formes diverses qui contiennent la même liqueur, l'idée de Dieu. »   DESCHANEL.

qui ne sont que la mise en pratique des doctrines contenues dans l'Évangile.

Le Christianisme qui, étranger aux querelles de la terre, proclame avec son auteur que son royaume n'est pas de ce monde, qui ne s'appuie pas sur la force pour faire triompher sa doctrine, et qui nous dit, au contraire, que « celui qui se sert de l'épée périra par l'épée, » (1) étend sa protection sur tous les êtres indistinctement, sans leur demander à quel drapeau politique ils appartiennent ; il leur enseigne l'amour de Dieu et du prochain, la justice et la charité, la paix et la concorde ; il est le refuge du malheureux, le frein des passions dans la jeunesse, la consolation du vieillard ; il maintient l'enfance dans le respect dû aux parents ; il soutient l'infortune et console l'adversité ; il éloigne l'homme du crime et des désordres de toute sorte.

La morale religieuse protége l'honneur des familles, flétrit le vice et le crime, la désertion volontaire de la vie, le trafic des consciences au poids de l'or, l'élévation subite de fortunes scandaleuses par les moyens les plus immoraux ; elle proclame le culte de l'honnêteté, de la bonne foi et de la probité, vertus qui vont s'affaiblissant tous les jours dans le cœur des sociétés.

Aujourd'hui, beaucoup d'hommes pratiquent une morale qui n'est pas d'une pureté très-orthodoxe. Après avoir été libertins, révolutionnaires, sceptiques dans leur jeunesse, ils s'efforcent, dans l'âge mûr, d'arriver à la fortune par les moyens les plus équivoques, et une fois le but de leurs désirs atteint, ils se déclarent « conservateurs ; » ils se constituent les défenseurs de la famille, de la propriété et de la religion (formule consacrée); ils font la cour au haut clergé et s'établissent marchands de grimoire.

S'enrichir n'importe par quel moyen, donner des entorses à

(1) Malheureusement on a commis ou laissé commettre, au nom de cette belle religion, des horreurs dont le souvenir ne s'effacera jamais. Si, au lieu de donner pour base à sa morale la charité, l'amour et la douceur, Jésus eut employé pour la propager le fer et le feu, sa religion serait depuis longtemps dans les limbes de l'histoire. (*Note de l'auteur.*)

la justice, prendre tous ses plaisirs, à la condition de donner en public quelques signes apparents de pruderie, c'est une religion commode et facile. Ah ! si Jésus revenait sur la terre, comme il chasserait du temple tous ces pharisiens qui foulent aux pieds ses doctrines et sa sublime morale ! Comme il flétrirait ces hommes qui ont toujours le mot de vertu sur les lèvres et la corruption dans l'âme !

Oui, l'homme vraiment religieux, qui a des convictions sincères, mérite le respect et la considération; mais l'hypocrite qui ne grimace les pratiques du culte que pour couvrir ses vices et ses infamies de toute sorte, est digne du mépris public.

Finissons par une esquisse du portrait du prêtre et du médecin de campagne, vrais serviteurs désintéressés de l'humanité, qui ont d'autant plus de mérite qu'ils accomplissent leur mission dans le silence de l'obscurité.

Le prêtre rural est le véritable représentant de Jésus-Christ humble, pauvre, n'ayant pas où reposer sa tête, travaillant de ses mains pour vivre ; lui aussi est pauvre, lui aussi habite une chaumière ; le morceau de pain qu'on lui donne, il le partage souvent avec celui qui n'en a pas.

Un beau fait à l'appui de cette doctrine, et qui honore singulièrement son auteur :

Un de ces prêtres intelligents et d'une rare capacité qui, tout en pratiquant les plus belles vertus chrétiennes, ne jettent pas l'anathème à la société moderne et à ses institutions, qui savent allier le progrès avec l'Évangile, fut envoyé par ses chefs dans une petite commune rurale pour y exercer son ministère.

Dans cette commune se trouvait une femme vieille et pauvre qui était rongée par un cancer hideux. Sa maladie, reconnue incurable, avait bientôt épuisé ses modiques ressources. Ses parents, auxquels elle était à charge par son impossibilité de travailler et par l'horreur de son mal, trouvant que la mort ne réalisait pas assez promptement leurs vœux, résolurent de la séquestrer, sous prétexte qu'elle répandait l'infection sous le toit domestique. Ils élevèrent à la malade une cabane sur une petite éminence, et c'est là qu'ils allaient lui porter le morceau de pain qui devait sustenter sa misérable vie. Personne ne la fréquentait, tellement elle était repoussante.

Le jeune prêtre, qui venait d'arriver dans le pays, ne tarda pas à apprendre la position de la pauvre vieille femme au cancer. Aussitôt il se rendit au lieu indiqué, et il trouva les choses telles qu'on les lui avait racontées.

A la vue de ce spectre vivant, enveloppé de misère, de pourriture et de puanteur, son âme s'émut, son courage s'inspira du feu sacré d'un noble dévouement, et, n'écoutant plus que son devoir et sa charité, il résolut de panser lui-même ces plaies horribles, objet de dégoût pour le monde, tout en distribuant des consolations à cette infortunée. Ce fut en effet une de ses occupations de tous les jours. Chaque matin, tandis que personne ne connaissait le but ni le motif de sa promenade, le prêtre, muni de vivres et de linges, s'acheminait vers le réduit de la femme au cancer. Bravant l'infection dont l'air était imprégné, il s'approchait de la malade, lavait ses plaies, les pansait avec soin, et puis, quand il avait assuré le bien-être de l'infirme pour toute la journée, il se retirait en silence, laissant ignorer le bienfait qu'il venait d'accomplir. Et toujours il réitéra cette action de charité sublime, jusqu'à ce que le sépulcre ouvrît ses portes à cette victime de la misère et de la souffrance.

Citons ici une anecdote plaisante mais instructive, et qui fait honneur à l'intelligence du prêtre qui en est l'auteur.

Un homme s'était confessé d'avoir porté tort à son prochain par la médisance et la calomnie. Le prêtre lui infligea pour pénitence d'aller à son domicile, d'y prendre une poule et de la lui apporter après l'avoir dépouillée de toutes ses plumes pendant le trajet. Notez bien que ce jour-là le vent soufflait avec violence.

Le pénitent remplit consciencieusement sa corvée et apporta au confesseur la poule vierge de son vêtement. Maintenant, dit le prêtre, recommencez votre promenade et rapportez-moi toutes les plumes du volatile, sans qu'il en manque une seule. — Mais c'est impossible, par le vent qu'il fait, s'écrie le pénitent. — Eh bien! lui dit le prêtre, il est aussi difficile de réparer le tort fait à votre prochain, que de ramasser toutes les plumes que vous avez semées sur votre chemin.

Continuons maintenant notre esquisse. Il y a deux classes d'hommes qui doivent se sacrifier pour le bien public ; qui, sans être contraints par la force, sont contraints par le devoir d'affronter la mort tous les jours : ce sont le prêtre et le médecin. L'un et l'autre sont les hommes des grandes infortunes sociales et privées ; plus elles sont accablantes, plus leur courage et leur dévouement doivent ressortir.

Suivez, en effet, ces deux hommes dans l'exercice de leurs fonctions, et voyez si tous leurs actes ne sont pas marqués au coin de la charité et du dévouement. Allez au fond d'une campagne pauvre et stérile, où règne quelqu'une de ces terribles épidémies qui viennent de temps en temps effrayer les populations : c'est là que vous contemplerez un beau et touchant spectacle, un pauvre prêtre et un pauvre médecin continuellement aux prises avec la misère et la douleur : ce sont des soldats qui combattent l'ennemi à la frontière pour arrêter l'invasion, sans s'inquiéter de leur propre sort. Ils ne connaissent pas, eux, ces joies et ces plaisirs qui coulent à plein bord dans les cités riches et populeuses ; ces fastueuses jouissances de la table, du cercle et de la promenade ; ces drames, ces concerts voluptueux où l'oisiveté cherche un moyen de passe-temps à défaut de satisfaction : ils n'entendent qu'une voix, celle du malheur. Ni le jour ni la nuit ne leur donnent un moment de paisible repos ; on dirait même que la souffrance est la sœur des ténèbres, tant elle se plaît dans l'ombre. Et, en effet, la plupart du temps, c'est lorsque la nuit a jeté son manteau sur la terre, que la douleur mande à son chevet le prêtre et le médecin, pour leur demander des soins et des conseils salutaires. Fidèles à la voix qui les appelle, ils s'arrachent des bras du sommeil qui commençait à peine à reposer leurs membres fatigués, et, pleins d'une nouvelle ardeur, ils s'avancent vers le réduit obscur où gît l'infortuné qui réclame des consolations et des secours.

Nous avons dit que le prêtre partageait souvent son pain avec le malheureux. Et le médecin, lui, qui n'est pas célibataire comme le prêtre, qui a quelquefois dépensé, pour acquérir son instruction, tout ce qu'il possédait; qui est soumis à la patente et aux impôts de luxe comme le plus simple industriel; qui est obligé de tenir son rang dans la société, est-ce qu'il ne partage pas aussi son pain avec l'infortune?

Le médecin s'enrichit-il, en prodiguant son dévouement à la souffrance? Quelques-uns, qu'on peut facilement compter (*rari nantes in gurgite vasto*), acquièrent de la richesse dans les grands centres; mais la plupart travaillent jusqu'à épuisement des forces physiques, pour mourir souvent dans la misère, s'ils n'ont pas de fortune par eux-mêmes, comme nous le voyons trop fréquemment; tandis que l'épicier du coin de rue, qui n'a rien dépensé pour son instruction, se retire des affaires, avec l'aisance, après quinze ou vingt ans d'exercice.

Et, en effet, le médecin rural traite gratuitement plus de la moitié de ses clients; il aide souvent de sa bourse le malheureux qui, non-seulement ne peut pas le payer, mais qui ne peut même pas acheter les remèdes indispensables; il lui donne ou lui fait donner, par des personnes charitables, la viande, le bouillon, le vin, en un mot tout ce qui est nécessaire à son rétablissement. Il faudrait qu'il eût une âme d'airain doublée de cœur de chêne pour ne pas agir ainsi, quand il voit, cloués sur le lit de douleur, le père, le gagne-pain de la maison, ou la mère, l'ange-gardien de la famille, en présence de petits enfants nus qui crient la faim et auxquels on n'a qu'un morceau de pain noir à donner, quand, toutefois, il ne manque pas; car le médecin ne se contente pas de calmer les douleurs physiques, il cherche aussi à adoucir les souffrances morales; il est l'ami de la maison auquel on dévoile ses secrets comme à un confesseur.

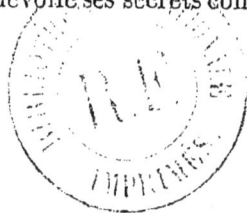

Imp. Paul Masson, Orléans.